L'ENFANT SANS DÉFENSES

PR CLAUDE GRISCELLI

Avec la collaboration de Coline Bérard

L'ENFANT SANS DÉFENSES

humenSciences

Prolongez l'expérience avec la newsletter de Cogito sur www.humensciences.com

ISBN : 978-2-3793-1094-2

Dépôt légal : mars 2021

170 bis, boulevard du Montparnasse, 75014 Paris
Tél. : 01 55 42 84 00
www.humensciences.com

SOMMAIRE

INTRODUCTION 11

1. UNE ENFANCE AU MAROC ET MON PREMIER COMBAT CONTRE LA MALADIE 15
2. D'ABORD, COMPRENDRE LA MÉCANIQUE DE LA VIE 25
3. NEW YORK ET MES TRAVAUX SUR LE SYSTÈME IMMUNITAIRE 35
4. ARRIVÉE À NECKER, L'HÔPITAL DES ENFANTS MALADES 49
5. LE SYSTÈME IMMUNITAIRE, UNE ARMÉE PAS TOUJOURS PROTECTRICE... 57
6. SONIA, MICHEL ET GUILLAUME : LES PREMIERS RESCAPÉS 69
7. L'IMPORTANCE DU COMPAGNONNAGE 85
8. DES GREFFES DE MOELLE OSSEUSE À LA THÉRAPIE GÉNIQUE ! 95
9. MON COMBAT POUR CRÉER ENFIN UNE UNITÉ DE RECHERCHE 105
10. UNE VRAIE MÉDECINE POUR LES ENFANTS ! 121
11. NADERA, LA MALADIE DITE DE GRISCELLI 131
12. DIAGNOSTIC PRÉNATAL, AGIR DÈS QUE POSSIBLE..... 141

13. COMMENT UN PETIT GARÇON CORSE EST DEVENU LE PÉDIATRE DES ENFANTS DU ROI DU MAROC 153

14. LE SIDA DE L'ENFANT 169

15. TOUJOURS À LA RECHERCHE DE NOUVEAUX TRAITEMENTS POUR L'ENFANT MALADE 179

16. UNE FONDATION POUR RENDRE LE SÉJOUR DE L'ENFANT À L'HÔPITAL MOINS PÉNIBLE 187

17. COMMENT JE ME SUIS RETROUVÉ CONSEILLER D'UN MINISTRE, PUIS PROMU À LA TÊTE DE L'INSERM 209

18. IMAGINE, UNE FONDATION AU PROFIT DE L'ENFANT FRAGILE 223

REMERCIEMENTS 239

À Apollonia et à nos enfants
Annelise, Frank, Karin et Olivier.

« Quel bonheur de concevoir tous ensemble la boucle vertueuse qui, partant de l'enfant malade, passe par la recherche pour comprendre puis revient soulager l'enfant et, après lui, bien d'autres. »

INTRODUCTION

– Rencontre avec Claire –

« Toute connaissance commence par des sentiments. »

Léonard de Vinci

Je pousse la porte de la chambre et j'aperçois une petite fille. Recroquevillée sur son lit, les cheveux collés par la transpiration, les yeux rendus humides par la fièvre, Claire a la peau couverte de lésions rosacées. La maladie, la polyarthrite rhumatoïde chronique, rend l'ensemble de ses articulations extrêmement douloureuses. Doigts, poignets, coudes, genoux… tout n'est plus que souffrance, chaque mouvement est insupportable et l'épuise. Claire gémit parfois. Elle se trouve seule dans sa chambre : nous sommes au début des années 1960 et les visites des familles ne sont autorisées que durant deux heures l'après-midi. Le mal-être de cette enfant, sa solitude, l'incompréhension de sa pathologie me révoltent. C'est la première fois que je rencontre ce déchirement qu'est l'impuissance devant la douleur de l'enfant. Je suis bien jeune alors. Je suis externe dans un service pédiatrique dirigé par le professeur Pierre Mozziconacci, qui, je l'ignore encore, deviendra mon patron. L'interne m'a désigné pour m'occuper de cette fillette et, jour après jour, au chevet de ce petit être, je tâche de faire taire les manifestations de sa maladie.

À cet instant, face à son visage froissé par l'inquiétude et par la douleur, je lâche la porte que je gardais entrouverte et m'approche doucement pour lui souffler quelques mots de réconfort. Elle sourit, et c'est pour moi une petite victoire. Claire a 9 ans, mais montre une sagesse étonnante – j'apprendrai bientôt qu'il en est ainsi pour la plupart des enfants souffrants… Sur elle, les traitements sont peu efficaces : la petite fille subit déjà les méfaits de la cortisone reçue depuis quelques semaines. La recherche balbutie encore et on ne connaît alors ni la cause de cette maladie ni ses mécanismes. Je me sens impuissant à pouvoir l'aider mais, soudain, quelque chose en moi bascule : je décide qu'une des batailles de ma vie consistera à faire tout mon possible pour soulager l'enfant malade. Faire avancer médecine et science main dans la main pour trouver des solutions ou, tout au moins, rendre la vie des jeunes patients supportable. Si l'on peut parler de la naissance d'une vocation, je crois que la mienne se situe ici, dans la chambre blanche de l'hôpital Bicêtre, devant le triste spectacle d'une petite fille qui souffre.

À la même époque, je me rends à un cours sur les anémies dispensé par Pierre Mozziconacci, qui me passionnera. Alors qu'il nous expose les différentes raisons de la baisse de globules rouges dans le sang, j'entrevois la complexité de ces pathologies, et je suis traversé par un appétit féroce de comprendre, par le besoin d'aller plus loin. Je crois que ce cours lumineux a été essentiel dans ma décision de focaliser mon intérêt sur les maladies du sang. Ces deux événements sont les deux faces de la pièce qui a orienté mon parcours. Désormais, je souhaite livrer bataille pour la guérison, unir science et clinique pour en tirer le meilleur : comprendre les mécanismes des maladies pour mieux les combattre.

Toute ma vie, j'ai tenté de suivre ces deux objectifs, en tant que médecin puis chef de service de l'Unité d'immunologie et d'hématologie de l'hôpital Necker, dans l'esprit que m'ont légué les deux lignées dont je suis issu : celle des pédiatres de l'école de Robert Debré et celle des hématologistes descendants de Jean Bernard. D'une certaine manière, je me sens encore le petit-fils spirituel de ces deux hommes et j'en représente le croisement.

Alors que je referme la porte de la chambre sur une petite fille endormie, et pour l'heure apaisée, je n'ai pas encore idée de tout ce qu'il me faudra mettre en place pour parvenir à mes fins. Je m'apprête à vivre une vie de guerre contre la maladie qui me conduira d'un laboratoire new-yorkais à la création de l'Institut des maladies génétiques « Imagine ».

1

UNE ENFANCE AU MAROC ET MON PREMIER COMBAT CONTRE LA MALADIE

> *« Par la victoire sur les maladies infectieuses commence la révolution thérapeutique qui allait changer le destin des hommes. »*
>
> JEAN BERNARD

J'ai subi une tuberculose très grave alors que j'étais adolescent. Nous sommes au Maroc, en 1950 et j'ai 15 ans. Ma famille vit à Salé dans le logement de fonction de mon père, ingénieur des travaux publics de la ville. Notre maison est située en dehors de la ville arabe, juste à côté des remparts, au bord du fleuve Bouregreg. Cette ville est bordée d'un côté par l'océan Atlantique et de l'autre par le fleuve qui la sépare de la capitale administrative, Rabat. Son histoire est passionnante :

on raconte que Salé était une ville de pirates aux XVIIe et XVIIIe siècles. Quand ils rentraient de leur voyage en mer, les forbans arrivaient par un chenal qui allait du fleuve jusque dans la ville, les bateaux passaient sous une porte majestueuse qui pouvait être fermée pour leur assurer une bonne protection. Une fois au port, ils vendaient les esclaves ramenés de leur voyage aux classes aisées du Maroc. En un siècle, on estime la prise d'esclaves à près d'un million de personnes pour l'ensemble du bassin méditerranéen ! La légende raconte qu'une jolie femme corse achetée à Salé par le sultan du Maroc aurait vécu dans son harem et certains suggèrent même que les monarques actuels pourraient porter un peu de ce sang corse…

Devenue ville dortoir de Rabat, Salé a connu une croissance démesurée et n'a plus grand-chose de la bourgade que j'ai connue enfant, même si certains lieux ont traversé avec moi ces trois quarts de siècle : l'oiseleur et ses oiseaux que j'aimais observer quand j'accompagnais ma mère pour ses courses n'a pas bougé, tout comme le magasin de tissus aux mille couleurs juste à côté du marché.

Je grandis accompagné d'enfants de toutes confessions et d'origines diverses. Mon école primaire se trouve dans la ville arabe, la médina, à côté du petit marché central, si animé et si bruyant. Petits Marocains ou Européens, musulmans, juifs ou chrétiens, nous cohabitons en harmonie sans questionner nos différentes religions. Nous parlons ensemble une sorte de jargon de français mêlé de mots d'arabe très souvent déformés. Près de 65 ans après, je garde mon affection pour mes amis intimes d'alors : Laurent, Jean, Jeannot ou Maryse me contactent encore pour me donner de leurs nouvelles ou me demander des conseils médicaux.

Notre maison se trouve juste en face du petit mausolée d'un marabout : la tombe d'une sorte de saint, un sage vénéré de son vivant. Je me souviens, enfant, des processions autour de ce marabout au début de chaque sécheresse ! Les habitants du quartier et les agriculteurs des alentours se réunissaient pour prier et demander la pluie.

Au Maroc, la présence française se fait dans l'esprit d'un protectorat. Si l'esprit colonial que l'on connaît en Algérie a pu exister aussi ici, les comportements des uns et des autres diffèrent. Mes parents, de confession catholique, montrent eux-mêmes un grand respect pour toutes les autres religions. Pour ma part, je reçois une éducation catholique, mais les trop nombreuses messes quotidiennes du collège de l'Agdal de Rabat m'ont assez ennuyé pour m'écarter de la pratique religieuse pour le restant de ma vie !

Mon enfance cosmopolite et mes amitiés sans distinction de couleur de peau ou de culture religieuse et l'éducation dispensée par mes parents font de moi un Européen convaincu. L'omniprésence de la mort dans ma vie professionnelle m'a appris que l'au-delà, ce grand vide qui nous tend les bras, peut être terrifiant pour certains. Je sais le soutien que peut apporter une croyance quand s'approche la mort… Quelques souvenirs me reviennent encore, dans lesquels je me revois courir dans les rues et jouer à être l'ambulancier qui arriverait à temps pour sauver les patients. Tout petit déjà, les questions médicales m'attirent beaucoup. J'ai en mémoire les discussions des adultes qui évoquent des malades comme ce boulanger mort des suites d'une pneumonie : « Vous savez, c'était un homme fort imprudent ! Je l'ai vu sortir de son atelier torse nu, ça ne m'étonne pas qu'il ait attrapé la mort… » Dans ma petite tête de l'époque, ces récits d'adultes faisaient des nœuds, et mon bon sens me soufflait déjà qu'on ne mourait pas d'avoir pris un coup de vent !

Le premier combat de ma vie concerne ma dyslexie : mes difficultés se révèlent à l'apprentissage de la lecture et de l'écriture. À cause de cela, je redouble la classe de CM1, ce qui me peine beaucoup. La dyslexie est méconnue à l'époque et on assimile mes difficultés à de la bêtise ou de la fainéantise. Aujourd'hui encore, on ne valorise pas assez les conséquences heureuses induites par cette caractéristique : la persévérance, la créativité ou le fait d'apprendre à contourner les obstacles, par exemple. Enfant, ce jugement péjoratif est pour moi une réelle souffrance, doublée de la sensation d'être incompris. Bien plus tard, quand je connaîtrai les caractéristiques de ces troubles de l'apprentissage, j'apprendrai que bien des grands hommes en ont été atteints aussi, ce qui m'encouragera à ne rien céder à la dyslexie. Vous pensez ! Léonard de Vinci, Churchill, Rousseau, Einstein ! La liste est longue… Je me mets sérieusement au travail à partir de la seconde et trouve des moyens de dominer mes difficultés. Mes dissertations sont courtes et très réfléchies pour éviter les fautes d'orthographe, et je contourne les mots qui me posent problème. D'ailleurs, il m'en reste quelques traces aujourd'hui !

Ma dyslexie n'est un secret pour personne. J'ai coutume d'accentuer le trait et de déclarer que je ne sais « ni lire ni écrire », ce qui surprend toujours mes interlocuteurs. Quand j'étais chef de service à Necker, les jeunes se délectaient de la pêche aux fautes d'orthographe égarées dans mes commentaires sur les dossiers des patients ! Enfant, je parviens à réduire au maximum les effets indésirables de ce handicap à la fin de ma scolarité et je pense m'en être finalement sorti. C'est bien plus tard, en arrivant à New York, que je connaîtrai une sorte de rebondissement dans cette dyslexie sans doute provoquée par le fait de communiquer dans une langue nouvelle que je ne maîtrisais pas encore ! Il n'empêche que ce trouble de mémorisation et d'expression, vécu pour une seconde fois, ravivera les inquiétudes du petit garçon de Salé et les doutes que cela pouvait laisser envisager sur mes possibilités. Il me faudra lutter pour dépasser les difficultés cette fois encore, comme j'avais appris à le faire gamin.

Mon père se prénomme François. C'est un homme sévère, qui ne supporte pas mes échecs scolaires. Son regard est parfois écrasant, lourd de reproches, et je déteste être la source de son mécontentement. Seule ma mère, Laura, n'accorde pas tant d'importance à ces mauvais résultats. Elle dit de moi que je suis un charmant garçon, gentil, malin, et ne doute pas un instant du fait que je m'en sortirai. Je pense que c'est en partie grâce à elle et à quelques rares professeurs du lycée Gouraud de Rabat que je dois le gain d'une certaine confiance face aux épreuves. Je construis ma relation avec mon père dans nos activités sportives, où je suis plutôt bon, et en particulier au tennis.

Mon adolescence commence tranquillement : il n'y a pas de lycée à Salé et il nous faut rejoindre Rabat pour étudier. Chaque matin, j'enfourche ma bicyclette dans le froid humide

– le Maroc est un pays froid au soleil chaud, disait le maréchal Lyautey – et je traverse le fleuve sur l'une des fameuses barques du Bouregreg avec mes camarades. Jusqu'au début de la seconde, j'ai plus d'attrait pour le sport que pour les études ! Mais je découvre peu à peu le plaisir de la réussite scolaire au fur et à mesure que j'apprivoise ma dyslexie. Après quelques résultats corrects en mathématiques et en sciences, je prends goût aux études et j'obtiens les encouragements au premier trimestre de la seconde. Après les cours ou pendant les vacances, je retrouve mes camarades pour de longues parties de tennis. Vers 15 ans, je suis très bien classé au championnat du Maroc en tant que cadet, et même sélectionné pour le Championnat de France de tennis à Roland-Garros avec mes amis Mimi et Renault ! Je suis fou de joie. Pour partir, il me faut un certificat médical d'aptitude au sport. Le docteur Rungs – on n'oublie pas le nom de son médecin – m'examine et, consciencieux, réalise une radioscopie thoracique qui révèle une caverne tuberculeuse au sommet du poumon gauche. La tuberculose ! Catastrophe… Je n'ai aucun symptôme, aucune souffrance, et je peine à croire cette nouvelle : la veille, je jouais encore au tennis sans le moindre signe de fatigue ! Brutalement, dès le lendemain, je suis contraint de rester alité. Mon rêve de Roland-Garros me glisse entre les doigts, et je m'apprête à passer l'année reclus dans une chambre.

Quand mon père m'annonce la maladie, il dit simplement : « Ce n'est rien de grave ! Juste un petit voile au poumon gauche. » En réalité, la tuberculose m'imposera l'isolement pour m'obliger à un repos complet et, surtout, à cause de son caractère extrêmement contagieux. Pas de sanatoriums au Maroc : il aurait fallu que j'aille en Savoie… Pour moi, ce sera la chambre de mon père. J'y suis assez au large, avec un grand lit, une armoire remplie de ses effets et son bureau. Chaque soir, au retour du travail, il vient s'y installer et j'apprécie sa présence discrète après mes longues heures de solitude. Le reste du temps, j'attends. Ma vie se réorganise dans cette pièce que j'occupe plusieurs mois. Ne pouvant pas sortir, je reste en pyjama et je déteste cela. Je vois encore les rideaux blancs, en dentelle de coton, qui laissent filtrer la lumière prometteuse du début d'après-midi. Dehors, la vie continue, sans moi. Quand le temps semble trop long, je me penche à la fenêtre et observe l'effet des saisons sur le mandarinier qui domine notre petit jardin.

Pendant trois mois, les copains de ma classe de seconde passent me déposer les cours pour que je ne perde pas pied. Ils recopient à la main les pages de leur cahier – pas d'imprimante ni de photocopieuse à l'époque – mais ne peuvent pas entrer par crainte d'une contagion. De ma chambre, j'entends leurs voix qui me remplissent de bonheur et de reconnaissance. Mais les visites s'espacent et finissent par cesser complètement. Alité pendant toute l'année de ma seconde, traité presque trois ans, je passe à côté de cette période clé de la vie qu'est l'adolescence, quand les jeunes de mon âge découvrent les premiers flirts, quand s'organisent les premières surprises-parties... Je suis enfermé dans une chambre et j'accepte difficilement cette mise à l'écart. Les traitements ont été efficaces mais je sais maintenant que j'ai été traité trop fort et trop longtemps au point d'avoir des séquelles irréductibles dont une insuffisance respiratoire, conséquence d'un pneumothorax thérapeutique – une manière de mettre le poumon au repos en insufflant de l'air entre les deux membranes (les plèvres) qui l'entourent.

Les médecins ont cru bien faire car, à l'époque, une caverne tuberculeuse était considérée comme une forme grave de la maladie.

Heureusement, pour m'épargner un redoublement, monsieur Mirouze, le proviseur du lycée Gouraud, me permet de passer en première alors que je n'ai fréquenté le lycée qu'un seul trimestre et propose de me concocter un programme spécifique pour les années suivantes, qui me permet de me rendre uniquement dans les cours des matières principales, environ quinze heures par semaine. Je me présente aux épreuves du baccalauréat quasiment sans connaissances en histoire et en géographie – j'échappe au zéro pointé – et je réussis. Je garde une grande estime pour ce proviseur avisé qui m'a épargné la double peine : un échec scolaire en plus de la maladie.

Finalement, à quelque chose malheur est bon : alors que je jouais au tennis avec mes amis, nous avions évoqué l'idée de devenir professeur de ce sport. Je ne l'envisageais pas sérieusement, mais c'est une orientation qui m'attirait. Cette possibilité s'écroule avec la tuberculose. Je trouve d'autres occupations pour me distraire et c'est ainsi que je découvre l'évasion offerte par la lecture, en dépit des difficultés liées à ma dyslexie. Je plonge dans des livres de Van der Meersch, qui témoigne de la triste vie en sanatorium où il a lui-même séjourné. Quelle chance pour moi d'être soigné à domicile ! Je lis et relis *Les hommes en blanc* de Soubiran, la vie d'un médecin hospitalier qui décrit le quotidien des hôpitaux de l'époque. L'ambiance de l'hôpital comme les subtilités des différentes maladies m'intéressent. Je suis captivé par les tristes histoires qui se jouent dans ces lieux et plus encore par les soulagements offerts par l'annonce de guérison. Accompagner un patient et, jusqu'au bout, faire vivre l'espoir ! Curieux de notre société, je me réfugie aussi dans la lecture du livre d'Aldous Huxley *Le meilleur des mondes*. Au début des années 1930, imaginer que la génétique et le clonage pourraient contrôler l'équilibre des naissances de populations aux caractéristiques différentes était hardi !

Sans la bacillose, j'aurais sans doute continué à être un bon tennisman et peut-être serais-je devenu, comme mes camarades, professeur de tennis dans une petite ville de France. Je n'aurais pas lu Soubiran ni Van der Meersch et je serais passé à côté de la médecine. Les grands carrefours de la vie se jouent parfois à si peu de choses !

2
D'ABORD, COMPRENDRE LA MÉCANIQUE DE LA VIE

« Un fait n'est rien par lui-même, il ne vaut que par l'idée qui s'y rattache, par la preuve qu'il fournit. »

Claude Bernard

Avant mon arrivée en 1956, je ne connaissais que peu la France, hormis la Corse que je fréquentais lors de nos étés familiaux à Cervione. De Paris, je me rappelais ce que les visites avec ma mère m'avaient permis de découvrir en une semaine de vacances. Vue de Rabat, Paris est immense et c'est le centre du monde…

Après mon bac, je prépare le concours d'entrée aux écoles de médecine. À l'époque, au Maroc, il s'agit du certificat de

Physique Chimie Biologie, le PCB – une sorte de préparation au concours de médecine dispensée par la faculté des Sciences. C'est une révélation, un réel plaisir de découvrir tant de nouvelles choses dans ces trois matières et mes résultats grimpent en flèche. Le contenu des cours me passionne tout de suite. Je dévore mes livres de biologie, en allant plus loin que la demande des professeurs. Je dissèque des petits animaux pour comprendre l'anatomie, je lis tout ce qui existe sur la physiologie, le rythme cardiaque, la respiration… Une curiosité s'est éveillée en moi et je veux comprendre la mécanique de la vie. Conséquence, je suis major de ma promotion, qui comprend 90 candidats retenus sur près de 400 postulants. Grâce à ces résultats au PCB, je décroche l'une des rares bourses pour Paris et un logement à la cité universitaire du boulevard Jourdan, au pavillon du Maroc. Mon oncle Jo Valentini, médecin à Paris, pourra m'accueillir en attendant mon entrée dans le logement universitaire. Si je choisis la capitale, c'est pour son image de ville lointaine et parce que mon succès au concours a fait naître chez moi une certaine ambition pour la suite de mes études. J'ai 20 ans et je pars découvrir un autre monde.

Rentrée 1956, je prends le train de Nice, après avoir profité d'un été familial à Cervione, le village de ma mère. En regardant défiler les paysages, je me sens tellement heureux ! Je ne sais rien de ce que sera mon avenir, mais je m'y engage serein et combatif. J'arrive à la gare de Lyon chargé d'une lourde valise. En plus de mes effets, j'ai tenu à emporter quelques-uns de mes livres les plus chers, dont les *Rouvière* en trois tomes, fameux livres d'anatomie reçus en prix par la faculté des Sciences de Rabat. Tout est nouveau pour moi : un passant sympathique m'aide à me repérer dans le métro parisien en me montrant sur la carte comment me rendre jusqu'à la cité universitaire du boulevard Jourdan.

Dans le 14e arrondissement de Paris, je débouche devant un magnifique parc. Il s'agit d'un immense campus aménagé dans les années 1920, à la sortie de la Grande Guerre. Le projet naît en réaction à ce traumatisme et pour répondre à la crise du logement étudiant qui sévit déjà en ces temps. Le campus est composé d'une quarantaine de *maisons*, en réalité des immeubles bâtis selon l'architecture typique des pays représentés. Frises et colonnes pour la Fondation hellénique, briques rouges et tourelle pour le collège franco-britannique, style Art déco pour la fondation américaine... En ce qui me concerne, je réside dans la Maison du Maroc, une résidence ouverte en 1953 à l'initiative du Roi Mohammed V. Le bâtiment est assez classique, dessiné entre autres par l'architecte Albert Laprade. Quelques détails architecturaux comme les toitures de tuiles vernissées ou un salon typiquement marocain évoquent l'architecture traditionnelle de ce pays. J'adore le côté cosmopolite de la cité universitaire, et le fait de continuer à côtoyer des personnes de tous pays et de toutes confessions. Quel meilleur cadre pour un étudiant que la vie collective, proche de l'entraide d'une grande famille ?

En 1956, le Maroc devient indépendant. Je partage cette nouvelle avec les Marocains qui vivent à mes côtés. Il y avait bien eu quelques escarmouches ici et là durant la période qui précédait l'indépendance, mais entre nous, étudiants de toutes natures, les relations sont apaisées. Deux ans après, nous suivons ensemble la Coupe du monde de football dans une petite salle sombre de la cité universitaire, suspendus à l'image grésillante d'un téléviseur noir et blanc. Ah, les treize buts de Just Fontaine ! Né à Marrakech en 1933 : un Français du Maroc, tout comme moi... Les Marocains soutiennent aussi l'équipe française, et ces moments de joie me confirment comme le football, et le sport en général, est un facteur de cohésion entre les peuples.

Les premières années, nous sommes des « primants » et nous devons partager notre chambre. Pour moi, ce sera Jean-Marie Dupuy, camarade de promotion lors du PCB. Jean-Marie, qui deviendra mon meilleur ami, est un colocataire très plaisant, mais il a pour habitude de se coucher de bonne heure et de se lever à l'aube. Je ne partage pas du tout son rythme ! Il m'arrive de travailler une partie de la nuit et de ne dormir qu'au petit matin. Je lui dois quelques réveils brutaux, mais indispensables pour être à l'heure à mes stages en hôpital. Quels souvenirs !

En 1956, avant Internet et les réseaux sociaux, la cité universitaire s'approche beaucoup d'une immense agence matrimoniale pour les unions entre étrangers. Un jour, à la piscine de la cité, je rencontre Apollonia, une jeune femme de Cologne qui étudie le français. Notre attirance est immédiate et renforcée par la différence de nos deux cultures. Moi qui suis un homme du Sud, j'ai toujours eu un regard particulier pour les pays du Nord. Au fil de nos rencontres, j'aime l'entendre décrire son enfance en Allemagne, un pays qui me semble à la fois si proche et si lointain, puisque la guerre n'est terminée que depuis 12 ans. Je raffole de son accent germanique – perdu assez vite, car Apollonia est étudiante en français et le parle très bien. Je découvre le sentiment amoureux et ne me lasse pas de nos longs échanges. À chaque rendez-vous, nous nous racontons dans les moindres détails et débattons sur différents sujets de société. La guerre entre nos pays, l'engagement de ses parents, son avis sur l'antisémitisme… Quel soulagement en entendant son affirmation de l'ignominie du nazisme ! J'apprends que sa famille a caché des juifs et cela fortifie encore mon affection pour elle. Sentiment et communion d'idées me sont indispensables… Mon père était très gaulliste et, à la fin de la guerre, j'avais été marqué par le souhait de De Gaulle de se rapprocher de l'Allemagne. Notre couple mixte, européen, me séduit aussi.

Nous nous marions l'été de notre rencontre, alors que j'ai 23 ans. La cérémonie à la mairie du 15e est très sobre. Je demande à un copain d'être un de mes témoins, mais il en faut deux : le second sera choisi parmi les intendants de la mairie. Ensuite, mariage religieux à Nice – où ma mère, ma sœur et sa famille vivent – avant de partir dès le lendemain pour un voyage de noces en Corse. Mon épouse part en Allemagne rassembler quelques affaires et nous emménageons dans une autre cité universitaire, à Antony, dans un petit deux-pièces de 20 mètres carrés. C'est là que nous apprenons la vie commune et que naissent en 1961 Annelise et Frank, nos premiers enfants, des jumeaux.

Je partage mon temps entre hôpital le matin, cours l'après-midi, et révisions et vie de famille le soir ! Je suis externe et prépare le concours de l'internat, car à l'époque un étudiant sur cinq devenait externe, et un externe sur cinq seulement est nommé à l'internat. Mon succès au PCB au Maroc a transformé mon rapport aux études. J'ai gagné un élan, une confiance en moi et en mes capacités. Malgré cela, encore aujourd'hui, je fais mon possible pour ne pas paraître prétentieux. Avec succès ? Je m'en voudrais d'entendre que ce n'est pas le cas : j'ai tant de respect pour ceux qui se montrent à la fois excellents et sobres. Il n'est pas toujours aisé de trouver la juste mesure entre la fierté et l'humilité.

Je présente les concours d'internat et suis nommé aux hôpitaux privés de l'Île-de-France où je deviens interne pendant un an, d'abord en gastro-entérologie puis six mois en chirurgie cardiaque. Stage durant lequel je me découvre doté d'un geste assez habile pour poursuivre en chirurgie. Mais les interventions de trois ou quatre heures sont épuisantes et ne m'attirent pas tellement. J'ai pour les chirurgiens une estime sans nom : il faut un sang-froid incroyable, de la force physique, de l'attention, de la concentration… C'est extrêmement technique et bien plus intellectuel qu'il n'y paraît. L'année suivante, je suis nommé aux Hôpitaux de Paris. Il me reste à organiser mes années d'internat, car si les deux premiers stages sont définis en fonction du classement obtenu au concours, les étudiants doivent programmer des stages en hôpital pour les trois années suivantes.

Commence alors ce que l'on nomme « la course aux patrons » : l'objectif est de se présenter sous son meilleur angle à des patrons pour obtenir un stage de six mois à leurs côtés. Bien sûr, la course signifie aussi que chacun espère une place dans les services les plus prestigieux… Je suis attiré par l'hématologie depuis ce fameux cours limpide du professeur Mozziconacci sur les anémies. Je fonce chez Jean Bernard, le *grand* de la spécialité que je ne connais que de réputation. On dit de lui que son autorité naturelle l'a aidé à composer une belle équipe, et que ses collaborateurs sont nombreux et excellents. Je suis très impressionné par ce remarquable hématologue qui a transformé la discipline : il a obtenu la première rémission d'une leucémie par transfusion sanguine en 1947 à Paris lorsqu'il exerçait à l'hôpital pédiatrique Hérold.

J'entre dans son bureau pour déposer ma candidature. Jean Bernard est installé au fond de son siège et lève la tête vers moi en m'entendant approcher. Il doit avoir 55 ans, porte déjà une couronne de cheveux blancs qui soulignent des yeux fendus. Pour me démarquer des autres postulants, j'ai décidé de lui demander un an de stage, au lieu des six mois conventionnels. Jean Bernard paraît étonné de cette requête, peu courante, et m'en demande la raison. Mes explications sont prêtes : j'attends beaucoup de la formation que je pourrais recevoir auprès de plusieurs de ses élèves, tant le service qu'il dirige comprend d'orientations diverses autour des maladies du sang de l'adulte et de l'enfant. Jean Bernard semble amusé par mon discours. Il est peu bavard. Il me répond rapidement, sans fioriture : « C'est bien. Mais préparez-vous, d'ici là ! »

Je sais que cette année d'internat sera très complète, riche et déterminante pour moi : je vais pratiquer à la fois la médecine pour adultes et la pédiatrie, dans la spécialité que je préfère, l'hématologie… J'en suis ravi.

Le service se situe dans le bâtiment alors le plus moderne de l'hôpital Saint-Louis. La salle Georges Hayem accueille les patients au rez-de-chaussée et les laboratoires se trouvent dans les étages du même bâtiment. Je perçois une relation intime entre la médecine et la recherche, une proximité encore rare que Jean Bernard a su déjà installer. Le samedi matin, nous nous réunissons autour du patron et chaque médecin présente des cas de patients. Je relève tout de suite l'esprit très affûté, très direct de Jean Bernard. Il faut dire que je découvre une nouvelle façon de réfléchir, puisqu'au Maroc il est habituel de tourner autour d'une idée. On ne dit que rarement les choses : on les fait comprendre. C'est une manière toute particulière de raisonner. Je vois comme un modèle cet homme qui sait se faire respecter en restant toujours affable, juste, et qui n'abuse pas de son autorité. Les jours passent et je m'aperçois que j'aimerais pouvoir lui ressembler.

Avant cette rencontre, mon premier stage d'interne se déroule à la consultation de la Pitié-Salpêtrière, un vaste centre hospitalier bien différent du bâtiment moderne d'aujourd'hui. J'en garde un souvenir odieux. Pendant les gardes, l'interne est seul médecin pour soigner des centaines de malades ! C'est épuisant. Pour ma première nuit, je suis appelé simultanément par trois services dans des pavillons distants les uns des autres. Je cours d'un bâtiment à l'autre, peinant à garder mon sang-froid. Une jeune femme souffre d'une importante crise d'asthme. Je prescris et demande aux infirmières de m'avertir si la crise ne cesse pas. Puis, épuisé, je m'écroule deux heures sur le lit de la petite chambre de garde. À mon réveil, ma première pensée va vers cette patiente. J'appelle pour avoir de ses nouvelles : « La crise d'asthme a-t-elle cessé ?
– Non, la malade est décédée une heure après votre passage.
– Quoi ? Et vous ne m'avez pas appelé ? » Je culpabilise du peu de temps passé à son chevet, mais d'autres patients m'attendaient… Rétrospectivement je me rends compte à quel point, à l'époque, le suivi la nuit dans un si grand hôpital laissait à désirer. Il faudra attendre les années 1980 pour une prise en charge nocturne convenable.

Heureusement, les stages dans les services de pédiatrie de Pierre Mozziconacci à l'hôpital Trousseau, de Daniel Alagille à l'hôpital Bicêtre et de Maurice Lamy à Necker sont un pur bonheur. L'abord du malade par le médecin, les relations informatives et chaleureuses avec les familles… Je suis imprégné par l'ambiance sérieuse et aimable du monde pédiatrique. C'est au cours de ces stages que j'ai trouvé ma place. Daniel Alagille est alors le seul pédiatre à s'intéresser à plusieurs maladies du sang qui entraînent des troubles de l'hémostase responsables de saignements, comme la plus connue, l'hémophilie ; Maurice Lamy dirige le premier service qui se consacre principalement aux maladie génétiques ; Jean Frézal, qui devient le premier doyen de la faculté de médecine de Necker, était alors son assistant ; et enfin Pierre Mozziconacci qui m'avait impressionné par un rare mélange d'intelligence, de gentillesse et d'humilité.

3

NEW YORK ET MES TRAVAUX SUR LE SYSTÈME IMMUNITAIRE

« La science n'a pas de patrie. »

Louis Pasteur

Le nez collé au hublot de l'avion, ma mallette serrée entre mes pieds, je regarde s'approcher cette ville hors de mesure. New York ! Pour les jeunes médecins de ma génération, l'un des enjeux de la fin des études est de partir dans une ville étrangère, sorte de voyage initiatique pour parfaire sa formation et revenir grandi. Ma propre expérience du voyage est jusqu'ici limitée : ma grande aventure a consisté à quitter Rabat pour apprendre mon métier à Paris et je ne connais du monde que le Maroc, la Corse et Paris. Quand je foule pour la première fois le sol américain, je n'ai presque rien : juste une valise avec quelques habits et une petite liasse de dollars pliée dans la poche intérieure de ma veste : il s'agit de toutes nos économies de cette dernière année. Un précieux pécule qui me chauffe la poitrine et que je surveille jalousement : c'est tout ce que je possède ici.

J'arrive seul dans cette ville lointaine, puisque Apollonia et nos enfants me rejoindront seulement deux semaines plus tard. Ma mission : explorer la ville à la recherche d'un logement assez grand pour nous accueillir tous. Je m'installe dans un YMCA, une de ces fameuses auberges de jeunesse américaines, et commence ma découverte de la ville. Quelle immensité ! Les rues, les immeubles, les parcs… Tout paraît si démesuré, à moi, le petit Corse qui jouait au football dans les rues de Rabat ! Mon cœur s'emballe et je ne peux m'empêcher de songer au chemin parcouru depuis la tuberculose qui a précipité ma vocation de médecin. Et jusqu'au bout, mon départ a failli être compromis…

Un jour de 1967, Maxime Seligmann, qui dirige la salle Georges Hayem du service de Jean Bernard, se glisse à mes côtés et me fait signe de le suivre. J'avance vers son bureau, un peu inquiet, car le professeur est connu pour ses changements d'humeur : un jour adorable et sympathique, il peut se montrer sévère, critique, moqueur ou hautain le lendemain. « Écoute-moi, me dit-il. Tu t'en sors bien et il semblerait que tu aies du goût pour la recherche. Il faut que tu fasses un stage dans l'unité de recherche de l'Inserm que je dirige pour te former. » Me voilà soulagé ! Comme beaucoup d'autres, j'admire ce professeur à la fois savant et animé par une insatiable curiosité scientifique. À ses côtés, la médecine n'est pas l'application d'une recette, mais une constante réflexion pour toutes les démarches, diagnostiques et thérapeutiques. C'est ainsi que cette dernière année d'internat, je me rends chaque après-midi à l'hôpital Saint-Louis pour me former en immunologie et apprendre les techniques d'investigation du moment. Très vite, le sujet qui m'attire est le développement du système immunitaire au cours de la vie fœtale et des premiers moments de la vie. Je suis fasciné par cette rencontre avec le monde agressif, lorsqu'à la naissance l'enfant est confronté aux premiers agents infectieux. Derrière la porte du laboratoire, je découvre un autre univers, rigoureux, enrichissant, exigeant. Je comprends que la recherche oblige à l'opiniâtreté et j'accepte de me sentir plus souvent soucieux que satisfait, plus craintif de me tromper que crédule des résultats obtenus. Comme les autres chercheurs, j'apprends à répéter cent fois gestes et expériences pour m'assurer de la réalité et de la reproductibilité des faits.

Très vite, je rencontre François Kourilsky qui rentre tout juste des États-Unis pour poursuivre ses activités de recherche dans le laboratoire de Jean Dausset. Il deviendra bien plus tard directeur général du CNRS et l'un des principaux créateurs de l'Institut d'immunologie de Marseille-Luminy. Je ressens une amitié spontanée pour François, de quelques années mon aîné. Il me raconte dans le détail son séjour à la New York University et tout le bienfait qu'il en a tiré. Ses récits éveillent mon attention et l'idée me tente de plus en plus. Je finis par m'en ouvrir à Maxime Seligmann, qui me propose de passer une année ou deux à Minneapolis, chez Robert Good, un grand spécialiste des déficits immunitaires chez l'enfant.

Je suis touché par la confiance que m'accorde Maxime. Je commence à entrevoir l'importance de mêler science et médecine et il me semble qu'une formation complémentaire en recherche pourrait m'apporter beaucoup. Sans compter que les médecins qui reviennent des États-Unis après une année en laboratoire sont encore rares et ce statut de pionnier dans un pays étranger me fait rêver. Très vite, Maxime Seligmann et Jean Bernard adressent des lettres de recommandation à l'Inserm et j'obtiens une bourse d'études pour me rendre à Minneapolis. Les mois défilent, je continue mon internat chez différents maîtres. Toutefois, ces stages me confirment ma vocation : de plus en plus attiré par la médecine de l'enfant, je commence à douter de l'orientation que je souhaite donner à ma carrière. Je finis par m'en ouvrir à Seligmann : « Vous savez, Maxime, j'accepte de partir aux États-Unis quelque temps, mais je suis très épris de pédiatrie et je pense me diriger dans cette voie… Il est possible que je cherche un poste dans un hôpital pédiatrique et que je ne poursuive pas par un clinicat à Saint-Louis. » Il me regarde longuement, hausse les sourcils et me répond, agacé : « Pas question, tu reviens ici ! »

Commence une longue réflexion avec ma femme pour prendre la bonne décision. Je suis déjà à la tête d'une grande famille, puisque quatre enfants sont nés de notre union. Faut-il écouter les conseils de mon maître et poursuivre ma carrière à Saint-Louis ? Ou suivre mon intuition et prendre le risque de chercher un poste de clinicat en pédiatrie, quitte à froisser Maxime ? Après un bon mois de réflexion, je décide de ne pas choisir avant mon retour et de l'annoncer franchement à Maxime Seligmann. Je me prépare à subir le courroux de cet homme changeant, mais je me laisse surprendre par sa réaction. Il tente de me persuader : « Enfin, reste à Saint-Louis ! Un magnifique travail sur les déficits immunitaires héréditaires nous attend et nous orienterons en partie le laboratoire dans cette direction. » Je m'étonne, puis suis flatté de son insistance : un tel patron qui se montre aussi soucieux de mon avenir ! Mais, peinant à me convaincre, Maxime se braque brusquement et me lance : « Si tu choisis la pédiatrie, tu n'auras pas la bourse de l'Inserm. Tant pis pour toi, il n'est pas question que tu ailles aux États-Unis. Si c'est ainsi, nous serons concurrents. » Concurrents ? Notre différence d'âge était telle que je ne pouvais l'imaginer : lui un patron, moi tout juste en fin d'internat ! Et c'est là qu'il me fait cette vacherie terrible : il écrit à Robert Good pour lui expliquer que pour des raisons familiales je ne pourrai plus rejoindre son équipe de recherche. Dans le même temps, il fait savoir à l'Inserm que je ne pars plus et qu'ils peuvent donc attribuer à un autre la bourse que j'avais obtenue… Je suis effondré quand j'apprends cela. Ce voyage est devenu essentiel dans mon parcours, et les encouragements reçus de mes amis et collègues, c'est ainsi que l'on désignait les internes des hôpitaux, ont achevé de me décider. Une nouvelle bataille commence ! Je décide de trouver un moyen pour contourner cet obstacle et arriver à mes fins à tout prix. Pour cela, j'ai besoin de deux éléments : une bourse de recherche et un laboratoire prêt à m'accueillir.

Je me rends d'abord à l'Inserm pour leur décrire ma situation. Le responsable des bourses prévues dans le cadre d'une coopération entre l'Inserm et le National Institutes of Health (NIH) des États-Unis me reçoit et étudie l'intégralité de mon dossier de bourse : « Écoutez, vous nous avez été chaudement recommandé par Jean Bernard et Maxime Seligmann, et je suis très étonné de la réaction de ce dernier. Donnez-moi l'accord d'un laboratoire de recherche prêt à vous recevoir aux

États-Unis et vous aurez votre bourse. » Quel soulagement ! Aujourd'hui encore, je m'en veux de ne pas lui avoir témoigné plus chaudement ma gratitude pour son attention et sa décision. Cependant, comme Robert Good ne m'attend plus dans son laboratoire, il me faut trouver un nouveau lieu de travail outre-Atlantique. François Kourilski fait partie de mes soutiens. Il a lui-même passé une année dans un labo dirigé par un immunologiste renommé : Baruj Benacerraf… Il m'apprend qu'il se rend régulièrement à Paris et qu'il pourrait me recevoir. C'est ma dernière chance et je n'hésite pas : un rendez-vous lui est demandé par Pierre Mozziconacci et Benacerraf accepte de me recevoir à son domicile de l'avenue Flandrin. Il me présente son épouse Annette. Par la suite, j'apprendrai qu'elle était l'arrière-petite-nièce du capitaine Dreyfus.

Des années plus tard, je pense encore avec admiration à cet homme hors du commun. On parle souvent de ces personnes parties de rien et qui doivent tout à leur ténacité : pour Benacerraf, c'est un peu ça, mais à l'inverse. Fils d'un cordonnier marocain de Tétouan qui avait fait fortune dans le pétrole au Venezuela, Baruj, né à Caracas, s'est occupé toute sa vie d'une banque laissée en héritage par son père. Réputé pour être extrêmement riche, il vivait d'ailleurs dans un appartement splendide au sommet d'un building new-yorkais avec une vue panoramique sur la ville. Bref, Benacerraf possédait toute la richesse possible, mais ne s'en est pas contenté. D'assistant, il devient professeur, de professeur, chef de département, puis obtient le prix Nobel de médecine en 1980 avec Jean Dausset pour leur description de ce que l'on nomme le « complexe majeur d'histocompatibilité » et son rôle dans les interactions cellulaires. Et tout cela, il ne le doit qu'à sa rage de chercher, de trouver, à une passion de comprendre, d'aller plus loin dans son domaine. Dès ma première rencontre avec Baruj Benacerraf, je suis frappé par son regard, vif et brillant, qui contraste avec le calme de sa parole. Je ressens tout de suite de l'estime pour cet homme, de petite taille, de qui émane une noblesse naturelle.

Baruj Benacerraf écoute mon histoire et s'indigne de ce mauvais coup. Quand il me questionne sur mes motivations, j'exprime mon souhait de travailler dans le domaine du développement du système immunitaire et ses anomalies chez l'enfant. Il paraît séduit par ma réponse, bien qu'il soit difficile de se prononcer sur les pensées d'un homme si peu bavard ! Mais je reçois peu de temps après une invitation à venir travailler avec lui. Je suis ravi. C'est par ce premier combat – gagné – que débute mon *aventure new-yorkaise*.

Plus tard, un jour de mon année américaine, je tomberai nez à nez avec Maxime Seligmann dans les couloirs de la New York University : « Ça alors, mais qu'est-ce que tu fais là ? » Aussi incroyable que cela puisse paraître, il ne savait pas que j'avais réussi à partir malgré ses manœuvres qui m'avaient tant mis en difficulté ! J'entrevois lors de cette rencontre hasardeuse un éclair de malice dans son regard, comme un brin de bienveillance pour ce jeune médecin ayant su montrer par sa ténacité qu'il était prêt à se battre pour arriver à ses fins. Finalement, cette mésaventure n'écorchera pas notre relation, au contraire. Comme j'avais beaucoup d'estime pour lui – et que je ne suis pas rancunier –, je le reçois quelques années après, à Paris, pour lui présenter les premiers cas de patients atteints de déficits immunitaires rares suivis dans le service que je dirige. Durant des années, Maxime nous a souvent rendu des visites le samedi matin pour discuter de cas complexes.

Nous nous sommes attachés l'un à l'autre et avons fini par nous tutoyer ! Finalement, nous n'avons plus jamais parlé de cette attitude encore incompréhensible pour moi aujourd'hui, même si j'imagine qu'elle était guidée par sa déception de ne pas être suivi aveuglément par l'un de ses élèves. Maxime Seligmann nous a quittés il y a quelques années. Je n'ai jamais regretté de lui avoir pardonné, car cela a conduit à une belle amitié.

Après avoir cherché de toute part un appartement dans New York à un prix raisonnable pour nos minces réserves, je trouve grâce à la bonté d'une dame de l'université de New York un logement qui puisse nous accueillir. Sensible à l'arrivée imminente de mon épouse et de nos quatre enfants, elle s'exclame : « *You are really lucky**, nous avons un appartement qui ne sera pas occupé par un *visiting professor* qui renonce à son séjour. » Quelle chance en effet ! Nous voilà dans un logement au sud de Manhattan, dans le sympathique quartier du Washington square, déjà branché en 1968. Mais ce bel appartement est vide et Apollonia avec les enfants arrivent dans deux jours. Je commande les lits et j'achète en une vitesse record une vieille voiture d'occasion qui peut nous contenir tous les six. Elle est laide, mais j'adore son grand coffre à l'américaine que je remplis d'objets abandonnés dénichés sur les trottoirs des beaux immeubles de la ville. Pour meubler notre appartement, je ramasse fauteuils, canapé, bureau, commodes... C'est comme ça que trois télévisions se retrouvent dans notre salon : comment savoir si l'une d'entre elles s'allumerait ? Elles fonctionnent toutes les trois, alors je garde la

* « Vous avez de la chance. »

plus jolie et relâche les autres devant chez nous. Elles auront fait d'autres heureux ! Notre appartement est meublé de bric et de broc, mais l'essentiel est d'être ensemble. Parallèlement à notre installation, mon travail au laboratoire débute. La famille s'organise : les deux grands, Annelise et Frank, iront à l'école américaine et les deux derniers, Karin, 3 ans, et Olivier, 6 mois, sont encore petits et resteront à la maison.

Baruj Benacerraf me propose un sujet de recherche sur les immunoglobulines du cobaye. Intuitivement, ce sujet ne m'enchante guère, mais je l'entreprends avec Mike Lamm et Barbara Lisowska. Ma première intuition se confirme : les explications qui me sont exposées me semblent bien brouillonnes, moi qui suis habitué à la précision des propos des chercheurs de l'équipe de Maxime ! Je prends rapidement contact avec d'autres directeurs d'équipes du département d'immunologie et c'est une discussion avec Pierre Vassalli qui m'amène à lui demander de travailler dans son équipe. Reste à gérer la délicate question de la réaction de Baruj Benacerraf… Que dira-t-il quand il apprendra mon intention de changer de sujet, huit jours seulement après mon arrivée ? Sa réponse est celle que je redoutais. Baruj, qui m'avait invité à dîner dans son splendide appartement avec mon épouse, ne m'adressera plus la parole pendant près de trois mois, jusqu'à ce que je lui expose mes premiers résultats qu'il juge prometteurs… Je ne sais plus comment il me fait comprendre que je mérite à nouveau son attention mais je suis vraiment soulagé et ressens une certaine fierté que j'ai su masquer. Je me lie d'amitié avec Pierre, de dix ans mon aîné. J'apprécie sa patience et ses encouragements en réponse à mes difficultés à communiquer en anglais. C'est un homme rigoureux, exigeant, et je lui dois beaucoup. Nous partons ensemble aux îles Vierges au mois de mai 1968. Nous sommes bien loin des événements parisiens ! Ce n'est qu'en rentrant à New York, dix jours plus tard, que nous apprenons l'existence du mouvement. Je n'ai connu cette période historique que via les journaux américains et la radio, et je n'ai donc pas eu à me positionner « pour » ou « contre » comme tous ceux qui ont vécu dans l'agitation de cet épisode politique. À mon retour en France en octobre 1968, le mois de mai a exercé son œuvre et il persiste quelques conflits entre deux camps, en ces temps où les clivages existaient encore. Quelque part, le fait de ne pas avoir connu Mai 68 m'a donné une sorte de statut particulier : « On ne sait pas de quel bord il est ! » Philippe Even, qui comptait ses partisans et deviendra plus tard le doyen de la faculté de médecine, ne savait pas me classer. C'est encore un peu vrai aujourd'hui, sauf pour ceux qui me connaissent bien. Et c'est peut-être parce que je n'étais pas marqué idéologiquement que j'ai aisément été élu membre du conseil de gestion de la faculté de médecine de Necker avec le doyen Jean Frézal.

Mon sujet de recherche à New York est purement expérimental et porte sur le rat. J'étudie la migration des cellules impliquées dans l'immunité exercée au niveau de l'intestin. En raccourci, il s'agit de connaître l'origine des lymphocytes présents dans les replis et le tissu conjonctif du tube digestif et responsables des défenses de l'organisme vis-à-vis des milliards de micro-organismes. La question est de savoir comment se déroule la migration de ces lymphocytes. Pour l'observer, nous prélevons des lymphocytes de ganglions d'une dizaine d'animaux sacrifiés, nous les marquons avec un isotope – produit radioactif –, puis nous les injectons par voie veineuse à un animal receveur. L'étude des différents tissus lymphoïdes du receveur permet ensuite de localiser les lymphocytes marqués par l'isotope. En l'absence d'autre alternative, les essais sur l'animal sont hélas incontournables. En variant les paramètres et les conditions, ces expériences répétées m'ont permis des observations particulièrement intéressantes : on découvre que les cellules qui *savent* naturellement se loger dans le tube digestif proviennent des ganglions situés le long du tube digestif et de la lymphe. À l'inverse, celles des autres ganglions migrent dans la rate ou dans les ganglions d'où elles proviennent, mais pas dans la muqueuse intestinale. C'est ainsi que je parviens à décrire un phénomène encore non connu : l'origine des cellules lymphocytaires du tube digestif dans les plaques de Peyer et la migration préférentielle de ces cellules dans les villosités intestinales. Ce circuit dans le sang et la lymphe est particulièrement important, car il permet d'établir à partir d'une zone donnée du tube digestif où se trouve un micro-organisme infectieux une défense immunologique vis-à-vis de cet organisme tout le long du tube digestif. Il n'est pas impossible que cette migration préférentielle joue un rôle important dans les relations que l'on découvre aujourd'hui entre ce que l'on appelle « le microbiote », en fait notre flore intestinale, et certaines maladies*.

Quand je mets les pieds au laboratoire, je découvre un nouvel univers. Malgré ma formation à Saint-Louis, je ne suis

* Héry-Arnaud G., *Ces microbes qui nous veulent du bien*, Paris, humenSciences, coll. « Dites 33 », 2021.

pas encore un chercheur et la posture du médecin est très différente. Le médecin s'intéresse au patient et à sa maladie ; à la fois donc au diagnostic, à la prescription d'une thérapeutique adaptée… et à la personne malade avec laquelle il va communiquer, gagner sa confiance et l'accompagner vers la guérison. La clinique se pratique sur l'humain malade, il s'agit presque d'un art, dans lequel on utilise toute une série de connaissances avec une forte dimension intuitive. En recherche, on s'adresse à des animaux sains et à leurs cellules ! Pourtant, ces deux démarches ont quelques points communs : la rigueur de l'analyse, l'indispensable lucidité ou encore le fait d'être jugé par d'autres experts, nos pairs. Publier un article dans une revue de haute facture consiste d'abord à s'exposer à la lecture très critique de grands scientifiques. La recherche doit être très rigoureuse, car elle est avant tout une quête de vérité. Les résultats sont évalués au moment des soumissions pour publication dans les journaux médicaux et doivent pouvoir être reproduits par d'autres équipes, au risque sinon de s'attirer une mauvaise réputation qui vous colle longtemps à la peau. Je plonge dans ce bain de rigueur scientifique. Il faut dire que je suis passionné par mon sujet, et je me donne entièrement à ce travail. Mais cette année-là, je regretterai parfois d'être tenu éloigné de la clinique. Un jour, je me rends à l'hôpital de la New York University, intéressé par la façon américaine de travailler. Je sors déçu. Le soignant que je rencontre pratique une médecine expéditive. « Il vous faut une radiographie. » « Quel est le prix ? » Tout acte a un coût et je me sens loin de notre médecine française. Je replonge dans mon sujet en laissant de côté une partie de ma vie. C'est un sacrifice nécessaire pour avoir le temps, en un an, de réaliser un travail de recherche digne d'une belle publication. Nos travaux sont publiés en 1969 dans une revue prestigieuse, *The Journal of experimental medicine*, et pour la première fois, je ressens la fierté du chercheur qui obtient des résultats reconnus par ses pairs, l'une des plus belles récompenses.

Je sais déjà à cette époque que cette étape ne durera pas, qu'il me faudra bien rentrer à Paris et reprendre le cours de ma vie à l'endroit où je l'ai laissée. Un jour où je me rends à un congrès pour exposer mes travaux, deux directeurs d'équipes de recherche me proposent de travailler avec eux. C'est un procédé courant : les patrons de laboratoires se rendent à ces congrès pour faire leur marché et se rapprocher des jeunes chercheurs prometteurs. On me propose un poste à Chicago et je prends le temps d'y réfléchir, mais je suis bien trop attaché à la médecine et à la France pour renoncer à mon retour. J'ai quelques nouvelles du Pr Mozziconacci, qui me conseille subtilement, à sa manière, de ne pas m'absenter trop longtemps : « Les absents peuvent avoir tort », m'écrit-il un jour. Ce qu'il sous-entend, c'est qu'il pourrait y avoir la nomination d'un nouveau professeur dans son service et, ayant des concurrents qui font tout pour prendre la place, je risque de la voir filer si je ne reviens pas à temps.

La décision de rentrer se prend d'autant plus naturellement que ni ma femme ni moi ne voulons vivre aux États-Unis. Nous sommes trop européens. Nous appartenons aux deux principaux pays qui créeront l'Europe et nous suivons l'élaboration de cette union avec attention. Et de toute façon, je suis trop épris de médecine pour faire une longue carrière scientifique pure.

4

ARRIVÉE À NECKER, L'HÔPITAL DES ENFANTS MALADES

> « *Ne perdons rien du passé. Ce n'est qu'avec le passé que l'on fait le futur.* »
>
> Anatole France

De retour à Paris, ma nouvelle vie démarre à l'hôpital Necker. Je m'étais attaché à cet établissement dès mes premiers pas rue de Sèvres, lors de mon stage d'internat en génétique chez Maurice Lamy avec Jean Frézal et Jean Rey. Connu pour être le premier hôpital pédiatrique du monde, Necker s'est progressivement modernisé grâce à la volonté de certains maîtres. Robert Debré, Jean Hamburger ou Denis Pellerin ont fait construire des bâtiments et l'hôpital Necker comprend ainsi des pavillons indépendants les uns des autres sur une surface de plus de cinq hectares en plein cœur de Paris. À l'origine, il s'agissait d'un hospice fondé par Mme Necker, épouse du directeur général des finances de Louis XVI en 1778, à la place d'un ancien couvent. Sa particularité était d'être le premier lieu de santé où les malades profitent d'un lit par personne… À cette époque, il était consacré à la médecine d'adulte, mais avoisinait un autre établissement nommé « La maison nationale des orphelins », qui deviendra « L'hôpital des enfants malades » en 1804. Les deux hôpitaux ont fusionné en 1926 pour devenir Necker-Enfants malades.

Au lendemain de la Seconde Guerre mondiale, l'établissement comme les autres hôpitaux universitaires de France prend un nouveau tournant grâce à l'ordonnance de 1958 de Robert Debré, qui installe la recherche biologique et médicale au cœur de l'hôpital. Cet homme a joué un rôle majeur dans la pédiatrie française comme dans l'organisation de la médecine universitaire : c'est à lui que l'on doit le temps plein aménagé qui limite les consultations privées des médecins hospitaliers à un maximum de deux demi-journées hebdomadaires. En imposant une indispensable présence dans les établissements de soin, Robert Debré a renforcé la médecine hospitalière. On lui doit beaucoup !

J'ai une certaine tolérance vis-à-vis de mes collègues qui pratiquent la consultation privée, sauf quand le nombre de patients ou le montant des honoraires devient déraisonnable. À son départ, Pierre Mozziconacci – que l'on surnommait « Mozzi » – m'avait très gentiment laissé sa clientèle privée. Cette consultation étant proche du laboratoire que j'ai occupé, je voyais défiler le mercredi et le vendredi, à raison de trente minutes en moyenne par rendez-vous, une bonne dizaine de familles. J'ai donc pris la suite et vu des patients mais je me sentais très mal à l'aise. Comment réclamer des honoraires aux familles dans ce cadre, alors que j'en recevais en consultation publique sans honoraires ? J'ai fini par abandonner la consultation privée très vite, au bout de quatre mois.

Un jour, alors qu'il était parti à la retraite depuis plusieurs années, Robert Debré visite à l'improviste le service de Pierre Mozziconacci. Il arrive au beau milieu d'une réunion du « staff », alors que nous débattons du cas d'un patient. La porte s'entrouvre, le maître avance de quelques pas dans la salle et toute l'agitation retombe brutalement. Le silence se fait. Respect, allégeance ! Puis c'est mon tour : je m'échauffe la voix et me lance dans la présentation d'un petit malade. Je m'applique à choisir mes mots avec soin pour proposer des explications les plus claires possible, mais à peine ai-je terminé que Debré me pose une question qui laisse entendre qu'il n'a pas saisi grand-chose du mécanisme de la pathologie. Moment de gêne dans l'assemblée. « Je crois que je me suis mal exprimé », et je reprends la description de la maladie de l'enfant en simplifiant. Debré, à qui rien du comportement des hommes n'échappe, sourit : « Vous êtes politiquement doué ! » J'ai compris au second degré cette remarque en apparence ironique. En fait, Robert Debré me remerciait de lui avoir permis de comprendre. Je raconte cet épisode d'autant plus volontiers que j'ai récemment ressenti la même difficulté face à l'anomalie biologique d'une maladie que mes anciens collaborateurs présentaient. Comme il est difficile, malgré tous les efforts, de garder le contact avec une médecine de pointe qui évolue à grands pas !

Les années 1970 ont été fantastiquement intéressantes, aux Enfants malades comme partout ailleurs. Au sein de l'hôpital, cette décennie est celle de la naissance d'une nouvelle organisation. L'école Debré, à laquelle j'appartiens, est forte, solide, elle a instruit de très nombreux élèves, dont Pierre Mozziconacci et Pierre Royer. Chacun a ensuite formé sa propre école, dans la continuité des idées de Debré. La néphrologie et l'endocrinologie pédiatrique pour Pierre Royer ; l'infectiologie, la nutrition, la rhumatologie et les maladies métaboliques pour Pierre Mozziconacci ; et l'école de Maurice Lamy, Jean Frézal et Jean Rey, qui étudie les nombreuses maladies génétiques. Cela marque l'éclosion de la pédiatrie spécialisée : après ce tournant, les enfants seront préférentiellement reçus dans des services spécialisés selon leurs maux. À mon arrivée, il m'est accordé de m'occuper de seulement six lits sur les cinquante du service. Cela me convient : peu de malades nous sont adressés dans les spécialités qui m'intéressent ces premières années et je suis dans le même temps occupé à mettre en place un laboratoire de recherche pour poursuivre mon sujet entamé à New York.

C'est une période pleine de succès… Notre spécialisation pédiatrique comble un vide : jusqu'à maintenant, les pédiatres généralistes craignaient parfois d'accueillir un enfant atteint d'une leucémie. S'occuper d'un patient atteint d'une maladie aussi grave… Ils faisaient alors appel à un hématologue pour adultes qui venait donner un avis thérapeutique sur le cas du jeune patient, mais l'enfant restait dans un service mal adapté à sa maladie. De plus en plus de médecins m'envoient leurs petits patients atteints de pathologies graves. De mon côté, je soigne ma correspondance en faisant des courriers très explicites pour leur détailler chaque situation et multiplie les conférences dans des hôpitaux un peu partout en France.

Pierre Mozziconacci suit avec attention cette ascension, surpris par l'affluence croissante des malades. Conscient de l'intérêt clinique de ces maladies nouvelles, le patron me confie de plus en plus de lits d'hospitalisation : d'abord 12, puis 21. Les cas sont de plus en plus *intéressants* d'un point de vue scientifique : par leur nouveauté et leur rareté, et parce qu'ils nous imposent de réfléchir à la compréhension des mécanismes de la maladie, la physiopathologie. Quel mécanisme sous-tend la multiplication des cellules leucémiques ? Comment les thérapeutiques arrivent-elles à juguler la maladie ?

À la fin des années 1960, nous sommes à l'aube de la chimiothérapie et les leucémies de l'enfant sont gravissimes. Les protocoles thérapeutiques en quatre phases se succèdent dans l'espoir d'augmenter la fréquence des rémissions et la survie au-delà de cinq années. Les déficits immunitaires bénéficient des antibiotiques et des immunoglobulines injectables, mais beaucoup de petits patients doivent être hospitalisés plusieurs fois par an… Par ailleurs, en tant que chef de clinique-assistant, j'ai une responsabilité personnelle et directe. J'apprends à m'adapter à chaque enfant malade, à chaque famille. Je choisis mes mots avec un soin de plus en plus étudié pour expliquer tout ce que je sais de la maladie, sans dissimuler les lacunes de notre connaissance, mais en insistant sur l'importance de la recherche et sur l'espoir qu'elle engendre. Ces moments d'échange avec la famille se déroulent toujours en plusieurs fois car, malgré la recherche d'une grande clarté dans les propos tenus, les familles sont abattues et ne peuvent pas intégrer toutes les informations aussi vite. D'un entretien à l'autre, les parents reposent les questions encore et encore, comme portés par l'espoir que les réponses changent et laissent entrevoir un avenir plus joyeux. Les liens s'établissent ainsi, dans la durée, et sont toujours courtois et bienveillants, allant jusqu'à devenir amicaux avec certaines familles. Toute l'équipe qui se crée progressivement autour de moi adopte ce genre de comportements. L'excellence des actes médicaux, la rigueur des investigations et des thérapeutiques, comme la qualité des relations humaines, sont essentielles pour tous. Sans avoir besoin de la rechercher, cette attitude s'impose d'elle-même. C'est ce qui caractérisera l'Unité d'immunologie et d'hématologie, l'UIH, qui se construit peu à peu.

Parallèlement, je m'installe dès 1968 dans une petite partie du laboratoire de service, occupé jadis par Robert Debré pour ses activités de recherche dans le domaine des maladies infectieuses. Mais hormis les murs, il n'y a rien – je n'ai accès à aucun des instruments nécessaires à mon sujet de recherche, ni à une animalerie –, sinon un coin au quatrième étage qui dépendait du laboratoire où Jérôme Lejeune et Marthe Gauthier décrivaient en 1958 la trisomie 21, responsable du mongolisme. Déterminé à m'installer dans ces locaux, je sens bien que les laboratoires voisins ne m'accueillent que courtoisement, comme un « drôle d'oiseau venu de l'Amérique » ! Il me faudra quelques mois pour installer un laboratoire suffisamment équipé afin de poursuivre mes recherches sur le circuit les lymphocytes intestinaux.

Je suis toujours porté par la nécessité de marier recherche et soins. Par chance, les spécialités que j'ai choisies sont intimement liées aux activités de recherche, mais il me faut apprendre à gérer mon temps. Lors du concours d'agrégation en 1972, un membre du jury me questionne sur ma volonté d'allier le soin, l'enseignement et la recherche : « Quel pourcentage de temps prévoyez-vous de consacrer à l'un et à l'autre ? » Surpris par cette question à laquelle je ne suis pas préparé, je laisse glisser un instant de silence. « Ce sera 100 % pour chacune de ces activités ! », je lance, avant de développer : « Quand je me consacre à l'une, j'exerce les deux autres dans le même temps. Lorsque l'on est au chevet d'un patient que l'on examine, on enseigne aux jeunes étudiants la clinique tout en les instruisant sur les mécanismes physiopathologiques issus des recherches. » Comment imaginer pouvoir progresser sur le diagnostic et la thérapeutique d'une maladie sans la comprendre et connaître les défauts immunitaires qui l'ont provoquée ? C'est bien en s'appuyant sur des concepts, sur des modèles expérimentaux, en appliquant les résultats des recherches fondamentales à la clinique – ce que l'on appelle aujourd'hui recherche translationnelle – que les progrès peuvent se produire !

5

LE SYSTÈME IMMUNITAIRE, UNE ARMÉE PAS TOUJOURS PROTECTRICE...

« Si j'ai une certitude, c'est bien celle que toute ignorance est une limitation alors que toute connaissance est une libération. »

JEAN DAUSSET*

« Our immune system rejects damaged and abnormal cells allowing our body to function properly. »

BARUJ BENACERRAF**

* Jean Dausset a décrit les antigènes d'histocomptabilité (HLA).

** Baruj Benacerraf a découvert le rôle des HLA dans la coopération entre les cellules du système immunitaire. Il partage le prix Nobel de médecine en 1980 avec Jean Dausset et George Snell.

Nous sommes en septembre 1968, je rentre tout juste des États-Unis et j'ignore encore que je vais passer les cinquante prochaines années à travailler avec ou autour de Necker. Pour l'heure, j'entre dans le service pédiatrique de Pierre Mozziconacci qui s'intéresse particulièrement à l'immunologie et à l'hématologie. Ces deux disciplines sont difficilement dissociables, puisque l'hématologie étudie les maladies du sang et que l'immunologie touche au système immunitaire, lui-même régi par une partie des cellules sanguines. À mon arrivée, les connaissances sur l'immunologie sont à cent lieues de notre savoir actuel : en faisant l'inventaire le plus complet, on compte seulement une vingtaine de maladies du développement du système immunitaire décrites ! Nous traitons différents types de pathologies génétiques ou acquises, comme la leucémie ou le cancer. Des maladies du sang d'une part : les anémies, les neutropénies (la baisse de globules blancs capables de phagocyter les bactéries) et d'autre part toutes sortes de dérèglements immunitaires. Nous soignons aussi certaines maladies auto-immunes, comme le lupus, puis, au début des années 1980, le sida. Très vite, les patients affluent et il nous faut affiner notre orientation pour nous consacrer à l'immunologie.

Le système immunitaire est fait d'un système d'interactions complexes entre organes et cellules sanguines et vise à protéger le corps des différentes maladies infectieuses. Telle une armée dans laquelle chacun œuvrerait de concert pour lutter contre tout corps étranger, il est capable d'adaptation et de mémoire. Différents types de soldats se relaient dès qu'apparaît l'infection et jusqu'à ce que l'ennemi soit anéanti. Dès lors, l'armée pourra se dissoudre, laissant derrière elle quelques patrouilleurs chargés de la mémoire de l'ennemi et de ses faiblesses. Ce qu'il faut comprendre avant tout, c'est l'idée de réponse immunitaire : quand l'organisme rencontre un élément étranger – bactéries, virus, champignons, parasites –, il cherche à l'éliminer ou à atténuer son effet. Pour cela, toute une série d'éléments vont engager la lutte contre ce corps étranger, les uns après les autres, chacun avec leur particularité.

Les cellules concernées par l'immunité sont les lymphocytes, doués d'une capacité de reconnaissance fine de tout ce qui est étranger à l'organisme dans lequel ils naissent. Les lymphocytes T (T pour Thymus) sont des fantassins hors pair, efficaces et rancuniers ! Issus de cellules souches de la moelle osseuse, ils passent par le thymus, cette glande située en arrière du sternum, dont le rôle est essentiel parce qu'il permet aux futures lymphocytes T de reconnaître les antigènes des tissus dans lesquels ils vont loger sans conflit. On dit qu'ils acquièrent une tolérance du soi, ils sont éduqués. En revanche, ils attaquent les antigènes étrangers caractéristiques des agents infectieux. Le combat se déroule de deux manières différentes. Certains de ces lymphocytes T sont dits cytotoxiques* parce qu'ils sont capables de détruire directement les agents infectieux. D'autres appelés lymphocytes T helper** collaborent avec les lymphocytes B producteurs d'anticorps. Cette collaboration harmonieuse est indispensable pour la production de la majorité des anticorps. Elle n'est possible que lorsque les lymphocytes T et B portent à leur membrane des récepteurs identiques communs. Ce sont les HLA (*human leukocyte antigen*) dont il existe deux séries de molécules dites de type I ou II. La maladie héréditaire que nous

* Les lymphocytes T CD8.

** Les lymphocytes T CD4.

avons décrite puis étudiée avec Barbara Lisowska-Grospierre, caractérisée par un défaut d'expression des HLA de classe II à la membrane des cellules, confirme l'importance des HLA dans la coopération immunologique. En effet, ces patients sont incapables de répondre normalement aux agressions infectieuses et doivent être greffés.

Il existe trois principaux types d'anticorps, ces protéines appelées immunoglobulines (IG). Les premiers anticorps produits dans la réponse immune sont les IGM, qui disparaissent ensuite pour laisser place aux IGG. C'est un indice pour dater l'infection : la présence d'IGM signe un caractère récent, celle d'IGG une attaque plus ancienne. Quant aux IGA, ils sont spécialisés dans des territoires précis : salive, muqueuses digestives et pulmonaires. Ils sont abondants dans le lait maternel, lui conférant le rôle protecteur que l'on connaît.

Tout ce petit monde est rancunier ! Il se souvient d'un intrus durant des années et l'éliminera avec une efficacité redoutable s'il ose revenir. D'ailleurs, toute tentative de retour aura pour principal effet de permettre que cette mémoire perdure et soit amplifiée.

Comment se lève cette armée protectrice ? Quand tout se passe bien, à la naissance d'un enfant, son système immunitaire est fonctionnel et prêt à le protéger des premières attaques. Cette immunité a été fournie par la mère *in utero* et continue à être transmise grâce au lait maternel, qui contient de grandes quantités d'IGA. D'abord, les immunoglobulines G de la mère passent la barrière placentaire pour protéger l'enfant dès ses premières heures de vie. Ainsi, si la mère a une immunité vis-à-vis de certains agresseurs, le fœtus naît avec les anticorps correspondants. Semaine après semaine, les IGG maternelles s'éteignent et la barrière s'affaiblit progressivement jusqu'à disparaître au bout de deux ou trois mois, juste le temps nécessaire à l'enfant pour construire ses propres défenses. Par ailleurs, le bébé allaité profite aussi des anticorps de type IGA de sa mère, très utiles pour les agressions du tube digestif. C'est ainsi que le tout-petit fait son éducation immunologique, aidé par les IGG issus du sang placentaire et par les IGA issus de l'allaitement. Dans les mois qui suivent et tout au long de sa vie, l'humain va entraîner son immunité acquise, la renforcer à mesure des rencontres avec des corps étrangers.

Pour bien appréhender les troubles du système immunitaire, il faut le comparer à la mémoire. On peut perdre la mémoire, ce qui s'apparente à un déficit d'immunité acquis – de façon profonde et durable comme avec le sida, ou au cours de la rougeole de façon moins accentuée et transitoire –, naître sans les outils nécessaires pour se défendre et mettre en place une mémoire immunitaire. C'est le cas d'une grande variété de déficits immunitaires héréditaires.

On peut aussi activer artificiellement la mémoire – et c'est là le principe des vaccins. Quand on a contracté une rougeole, sauf exception, on n'attrapera plus de rougeole, car notre système immunitaire sait comment lutter. La vaccination offre cette mémoire en échappant à la maladie elle-même ! L'administration d'un vaccin composé d'antigènes inoffensifs préparés à partir d'un agent infectieux entraîne une réponse immunitaire comparable à celle qu'aurait provoqué l'agent infectieux lui-même, sans les symptômes de la maladie.

Il se trouve que je suis l'exception qui confirme la règle : j'ai développé deux fois la rougeole. La première pendant mon enfance, puis une seconde pendant mon internat, alors que je remplaçais un médecin généraliste pour gagner un peu d'argent pendant mes vacances. Durant cette période, il y avait eu une épidémie de rougeole et j'ai rencontré une vingtaine d'enfants malades en une seule journée. Ça n'a pas manqué ! Mes défenses immunitaires n'ont pas supporté cette plongée dans un bain de virus. Dix jours après, j'étais hospitalisé dans mon propre service, malade d'une rougeole grave avec une pleurésie, une inflammation de la membrane entourant les poumons ! Mais, encore une fois, c'est une exception. J'ai la conviction que le système immunitaire, pourtant averti par une première rencontre infectieuse, peut être dépassé dans le cas d'un contact ultérieur avec une importante quantité du même agent infectieux. Mais je n'ai pas connaissance d'une démonstration et cela reste une hypothèse. Elle m'est revenue à l'esprit au moment de la pandémie de Covid-19, pour éventuellement expliquer en partie la variation de l'expression clinique de l'infection qui peut être inapparente, modeste ou gravissime.

Aujourd'hui, les gens ont parfois plus peur du vaccin que de la maladie elle-même… Il est difficile de comprendre les raisons de ces craintes, sinon le manque d'information. Et il est encore plus surprenant d'entendre des médecins, heureusement très rares, émettre des alarmes infondées. Pourtant, depuis Louis Pasteur, Edward Jenner, Jonas Salk et bien d'autres, les progrès de la vaccination ont été considérables. Une première maladie infectieuse, la variole, a disparu de la planète ; des millions de personnes ont été sauvées ; les handicaps locomoteurs provoqués par la poliomyélite sont prévenus… *A contrario*, la survenue aujourd'hui, faute de vaccination, de nombreux cas de rougeole aux États-Unis et en Europe centrale ou celle de diphtérie dans certains pays européens provoquant la mort d'enfants devrait alerter ces opposants ! Les hésitations vis-à-vis du vaccin contre la grippe sont aussi très étonnantes. Les grandes épidémies, comme celle de la grippe espagnole, seraient-elles déjà oubliées ? Et ce, alors même que la *simple* grippe hivernale fait 10 000 morts par an en France chaque année et que les jeunes enfants et les personnes âgées sont, on le sait, les plus vulnérables ? Enfants comme personnes âgées doivent être protégés par une vaccination qui, sans être rendue obligatoire, doit être largement encouragée. La décision d'Agnès Buzyn, lorsqu'elle était ministre de la Santé, de suivre l'avis du comité présidé par Alain Fischer proposant chez l'enfant onze vaccins était la bonne. Certes, par le passé, certains vaccins ont provoqué des effets indésirables, mais les risques sont immensément inférieurs à ceux de la maladie correspondante. Pour reprendre l'exemple de la rougeole, les risques liés au vaccin ne sont absolument pas comparables avec les conséquences de cette maladie. Il nous sera sans doute prochainement proposé une vaccination contre le Covid-19, et compte tenu du nombre d'essais déjà engagés, il est probable que nous ayons plusieurs vaccins à disposition. Mais avant qu'ils soient approuvés, il est essentiel qu'ils fassent l'objet de contrôles extrêmement sérieux comme c'est le cas pour tout nouveau vaccin. Même si cela retarde leur mise sur le marché. À l'heure où j'écris ces lignes, en décembre 2020, la lutte contre la pandémie semble longue et difficile, un sentiment souvent teinté de scepticisme et parfois d'une crainte irrationnelle. On craint que les vaccins inactivés, produits dans les laboratoires chinois, soient faiblement efficaces. Quant aux vaccins utilisant un virus atténué, ou l'ARN du virus, je fais partie de ceux qui recommande de les contrôler de façon extrêmement sérieuse avant de les autoriser, même si cela doit retarder leur mise sur le marché. Je remarque que Alain Fischer, qui vient d'être nommé « Monsieur vaccin » auprès du Premier ministre, Jean Castex, et du ministre de la Santé, Olivier Véran, fait d'ailleurs preuve d'une grande prudence dans ses propos. Mais je ne doute alors pas qu'assez vite des vaccins efficaces et inoffensifs permettront de vaincre la pandémie.

Ma première rencontre avec un enfant atteint d'un déficit immunitaire a lieu alors que je suis encore un jeune interne dans le service de génétique de Maurice Lamy. André, cinq ans, est né sans capacité à produire des immunoglobulines pour le protéger des infections. C'est une telle souffrance… Chaque bactérie qui se fraye un passage dans son corps peut s'installer à loisir et l'infection se généralise. L'enfant peine à respirer, il vit une petite asphyxie à chaque inspiration. Son visage se plisse, ses poings se serrent, les larmes coulent. Le corps subit. Les bronchites sont si fréquentes et si graves qu'elles entraînent une dilatation des bronches visible sur la radiographie du thorax.

L'appareil respiratoire, le tube digestif et la peau sont les principales portes d'entrée des bactéries. Les conséquences des déficits immunitaires se traduisent par des manifestations physiques telles que d'énormes difficultés de croissance, des troubles digestifs et respiratoires graves et souvent chroniques. En plus de ces infections bactériennes, les enfants sont littéralement à la merci de certains virus.

Le regard d'André semble interrogatif. Que peut-il demander ? Quand serai-je guéri ? Nous savons malheureusement que ce ne sera jamais le cas. Quand rentrerai-je chez moi ? Impossible de lui prodiguer tous les soins nécessaires à domicile… Nous disposons de bien peu de choses pour le soulager : de l'oxygène pour qu'il soit plus à l'aise, une kinésithérapie pour l'aider à cracher les glaires qui encombrent ses poumons. Faute de la soigner, peut-on au moins nommer sa maladie ? Une étude de la littérature scientifique nous apprend que Bruton a décrit en 1952 un premier malade identique et, dans mes souvenirs, cet enfant de 4 ans est le premier cas diagnostiqué en France. André restera hospitalisé quelques semaines dans le service, puis il mourra quelques années plus tard. Car, en l'absence de traitement, ces enfants décèdent au bout de quelques années de vie.

De nos jours, la situation s'est nettement améliorée grâce au traitement par injection d'immunoglobulines plasmatiques – qui font donc défaut aux patients atteints de la maladie de Bruton – issues du plasma de donneurs de sang. Le don de sang permet de collecter des globules rouges utiles aux transfusions sanguines, mais aussi le plasma qui servira à produire les protéines recherchées. Selon la gravité de la maladie, des injections ont lieu tous les quinze jours ou toutes les trois semaines. S'il avait vécu de nos jours, André aurait pu vivre plusieurs décennies, voire même espérer une durée de vie comparable à n'importe qui.

La maladie de Bruton est une maladie héréditaire dite « liée au sexe », parce qu'elle ne touche que les garçons : la mutation est portée par l'un des deux chromosomes sexuels X de la mère. En effet, le sexe mâle comprend deux chromosomes sexuels différents, un X et un Y. Si le garçon hérite du X muté de sa mère, il développera la maladie et s'il hérite du X sain, il sera en parfaite santé. Comme pour l'hémophilie, la plus ancienne et la mieux connue des maladies qui ne touche – sauf exception – que les garçons, il suffit qu'un des chromosomes X soit sain pour que la femme soit en parfaite santé. Quand celle-ci devient mère, elle transmet à ses enfants l'un de ces deux chromosomes X. S'il s'agit du chromosome normal, tout ira bien. Si c'est le chromosome portant la mutation, le résultat dépendra du sexe de l'enfant. Si le bébé est un garçon, le problème se pose : il aura un risque sur deux d'avoir la maladie. Pour une fille, l'histoire reprend au début : elle porte soit le gène muté de sa mère et celui, sain, de son père et sera vectrice de la maladie ; soit le gène normal et la maladie ne s'exprimera pas dans sa descendance.

On connaît maintenant plus de 450 types différents de déficits immunitaires héréditaires. Tous sont classés selon le ou les acteurs de l'immunité touchés et, pour une proportion constamment grandissante, par la caractérisation du gène concerné. Nous en avons décrit plusieurs à Necker. Certains s'accompagnent de symptômes caractéristiques. La mutation génétique responsable du déficit immunitaire, et donc à l'origine de tout, est reconnue aujourd'hui dans 60 % des cas.

La démarche diagnostique est méthodique. Quand un jeune patient se présente avec les symptômes de ces maladies, on commence souvent par dessiner son arbre généalogique. Avant que l'on ne possède l'éventail des méthodes modernes pour diagnostiquer ces maladies, c'était le point de départ pour toutes ces maladies qu'on devinait être d'origine génétique.

Dans les familles suffisamment nombreuses, souvent plusieurs personnes sont touchées : des décès inexpliqués chez des oncles ou grands-oncles, morts en bas âge. Bizarrement, aucune femme ne figure parmi les victimes. Cela laisse suspecter la possibilité d'une affection liée au sexe. L'enquête sur la généalogie nous renseigne aussi sur la présence ou non de consanguinité. En effet, si la majorité des déficits immunitaires touchent les filles comme les garçons, c'est parce qu'il s'agit d'une mutation transmise par les deux parents. Ces derniers sont sains, car un seul de la paire de chromosomes porte la mutation génétique, alors que l'enfant qui reçoit la mutation de chacun des deux parents est atteint. Ces maladies sont dites autosomiques. On comprend mieux pourquoi la présence d'un ancêtre commun accentue le risque de maladies héréditaires : la même mutation peut être transmise aux deux parents, ce qui augmente par quatre les risques de survenue d'une maladie génétique, voire davantage lorsque les parents sont cousins germains.

Ces notions qui me paraissent limpides sont parfois difficiles à intégrer par la famille. Dans le cas d'une maladie liée au sexe, j'ai souvent constaté une culpabilisation de la mère au moment où elle prend conscience de son rôle de vectrice. De fait, elle est seule concernée dans la survenue de la pathologie de son garçon. Plus gênante encore est la critique ouvertement formulée par le père de l'enfant ou par sa famille : « C'est toi », « C'est sa faute… » C'est dire l'importance du choix des mots quand on annonce une telle transmission !

La génétique touche toutes les disciplines médicales, mais il est important de distinguer deux grandes composantes : les maladies génétiques causées par des gènes mutés et les autres pathologies qui sont liées à une certaine susceptibilité génétique. L'exemple du cancer du sein est sans doute le plus parlant : toutes les femmes peuvent le développer, mais certaines portent une mutation qui augmente les risques de survenue d'un cancer du sein. On appelle cela des gènes de susceptibilité. Connaître l'existence d'une mutation d'un gène de susceptibilité sur une personne permet de rechercher la même mutation chez d'autres femmes de la même famille, et d'adopter une démarche préventive beaucoup plus marquée avec des contrôles rapprochés.

Ces dernières années, un mouvement autour de la « génétique des maladies » a vu le jour : établir une cartographie génétique d'un individu est possible et ce qui coûtait des millions devient aujourd'hui accessible, créant un commerce lucratif pour certaines compagnies, notamment américaines. Certes, découvrir les origines lointaines de ses différents aïeux peut être sympathique ou amusant, mais il me paraît important de mettre en garde sur les incertitudes actuelles des conséquences de telle ou telle mutation. Il n'est pas impossible que dans le futur chaque citoyen passe une série de tests génétiques très complexes mais devenus accessibles et reçoive sa « carte génétique » qui indiquera une liste de ses gènes de susceptibilité, afin de pratiquer une prévention personnalisée*. Difficile pour moi de ne pas penser à l'ouvrage *Le meilleur des mondes* d'Aldous Huxley…

L'autre question concerne les résultats des examens génétiques proposés par ces sociétés. Souvent, ils sont délivrés sans précautions… Pour la personne qui les reçoit, il n'est pas forcément évident d'apprendre qu'elle porte telle ou telle prédisposition ! Cela peut même être perçu comme une sorte de viol de l'intimité médicale. C'est déjà le cas des examens prénuptiaux pratiqués dans certains pays, comme en Israël. Le médecin qui connaît l'existence dans une famille d'une maladie génétique peut prévenir le couple qu'ils portent tous les deux la même mutation et pourraient donc avoir un enfant malade. Cela signifie d'un côté l'amour et de l'autre un risque sur quatre qu'un de leurs enfants puisse porter la même maladie. C'est un vrai sujet de débat. Pour ma part, je crois qu'une telle annonce a de la valeur s'il est possible de recourir soit à une interruption de grossesse, soit à une thérapeutique efficace appliquée à la naissance de l'enfant atteint.

---

* Pujol P., *Voulez-vous savoir ?*, Paris, humenSciences, 2019.

6

SONIA, MICHEL ET GUILLAUME : LES PREMIERS RESCAPÉS

« Je passerai ma vie et j'exercerai mon art dans l'innocence et la pureté. »

HIPPOCRATE

1972. Sonia, une enfant souffrant d'un déficit immunitaire sévère bénéficie de la première greffe de moelle osseuse réalisée avec succès en France. Le principe de la transplantation de moelle osseuse est simple, du moins sur le papier. Il consiste à apporter des cellules souches capables de s'implanter chez le patient receveur, afin de remplacer chez lui les cellules matures qui manquent ou qui sont défaillantes dans leur fonction. Les cellules souches transplantées par voie sanguine prennent alors place dans les os du malade où elles vont naturellement se nicher. Elles reconstituent le tissu de la moelle osseuse capable de produire toutes les cellules du système hématopoïétique.

Georges Mathé, hématologue et cancérologue chez qui j'avais effectué mon deuxième semestre d'internat, est le premier à réaliser l'intérêt d'une telle greffe pour soigner des physiciens yougoslaves irradiés par accident, en octobre 1958. L'irradiation a provoqué un défaut de production des cellules de la moelle osseuse, ce qui entraîne une aplasie caractérisée par une grande réduction des cellules sanguines : les globules rouges, les globules blancs et les plaquettes. Il lui vient l'idée de leur injecter la moelle osseuse saine de donneurs volontaires du même groupe sanguin. Il ne s'inquiète pas de la compatibilité des antigènes leucocytaires entre donneurs et receveurs – cette problématique était inconnue à l'époque. Finalement, les chercheurs ont survécu ! Reste à savoir quel était le rôle de cette greffe dans leur guérison… La moelle, vraisemblablement incompatible, au sens où on l'entend aujourd'hui, ne s'est sûrement pas greffée convenablement. Mais elle a sans doute pris le relais durant quelques semaines, le temps que les cellules des chercheurs puissent agir à nouveau. Le plus important en réalité est que l'histoire des savants yougoslaves a permis la naissance d'un nouveau concept thérapeutique. C'est le début d'une très longue et importante histoire : que de vies sauvées par une greffe de moelle osseuse !

Dix ans après cette victoire fortuite, c'est Robert Good, médecin de Minneapolis, qui réussit en 1968 la première greffe de moelle osseuse sur David. Cet enfant de quelques mois est atteint d'un déficit immunitaire combiné sévère : « combiné », car la maladie touche à la fois les lymphocytes T et B ; « sévère » parce que le déficit est tel que l'évolution est constamment fatale… Mon ami Jean-Marie Dupuy se trouve justement en stage dans ce laboratoire pour un postdoc de recherche. Nous correspondons régulièrement et apprécions d'échanger autour de nos expériences respectives. J'évoque dans une lettre plusieurs cas de déficits immunitaires et il m'encourage à me lancer dans la greffe. Les résultats semblent très favorables sur David, le petit greffé de Minneapolis. L'idée fait son chemin dans ma tête, mais c'est trois ans plus tard, en 1972, que les choses se précipitent.

Un petit garçon de quelques mois se présente, envoyé par un service de gastro-entérologie. Michel est hospitalisé pour des troubles digestifs sévères et une méningite bactérienne. J'examine aussitôt l'enfant et constate que je ne palpe aucun ganglion dans les aisselles, dans l'aine, ni au niveau du cou malgré les infections. La radio de son thorax ne laisse pas apparaître l'ombre d'un thymus – ce qui laisse penser que les cellules souches de la moelle n'ont pas migré dans cet organe. Par ailleurs, la numération sanguine montre que le nombre de lymphocytes est effondré et que les gammaglobulines sont quasi absentes. Le diagnostic nous paraît évident : il s'agit d'un déficit immunitaire combiné sévère, un défaut profond de l'immunité cellulaire et de la production d'anticorps lié à une quasi-absence de lymphocytes T et B, la même maladie que celle qui affectait le petit greffé de Minneapolis. Pour Michel, il y a urgence : l'enfant souffre beaucoup et mourra très bientôt si nous ne faisons rien. L'idéal serait la greffe, mais nous avons toutes les raisons d'être incertains : les méningites ont été très violentes, il est difficile de connaître l'importance des séquelles laissées par ces infections…

Tout le service participe à la réflexion. Pierre Mozziconacci prend aussi part aux échanges. Nous rencontrons les parents de Michel pour de longs entretiens dans lesquels nous détaillons nos hésitations. Bien conscients des risques encourus, ils choisissent de tenter le tout pour le tout et d'embarquer dans cette aventure. Par chance, Michel a une sœur aînée qui pourra nous fournir les cellules souches nécessaires. Les deux enfants sont compatibles, non pas seulement pour le groupe sanguin qui ne joue qu'un rôle mineur dans cette opération, mais pour le groupe porté par les globules blancs, les leucocytes HLA. Je n'ai encore jamais réalisé de prélèvement de moelle osseuse sur un enfant. Léon Schwartzenberg, dont j'étais très proche depuis mon internat chez Georges Mathé, a la gentillesse de venir à Necker pour m'enseigner les techniques de recueil de la moelle osseuse par ponction des os du sternum et du bassin sous anesthésie générale. Une fois la ponction réalisée – d'une quantité d'environ 200 cm^3, l'équivalent d'un verre – on l'injecte dans le sang, comme pour une transfusion sanguine et les cellules souches migrent d'elles-mêmes dans la moelle osseuse. En 1971, impossible de connaître avec précision le nombre de cellules souches prélevées et injectées au patient – ce que permettent les méthodes actuelles ! En attendant que son nouveau système immunitaire soit opérationnel, nous décidons de protéger Michel de toute agression extérieure supplémentaire en le plaçant dans une enceinte stérile. Mais comment isoler un tout-petit que l'on doit nourrir, changer, soigner ? C'est alors que m'est revenu le souvenir d'une visite de laboratoire qui travaillait sur des souris stériles dites « Germ

Free », dont le tube digestif est dépourvu de germe. Ces animaux naissent et sont élevés de façon stérile dans des petites bulles. Pour éviter l'entrée de bactéries, la bulle est close par une double porte – comme un sas – qui permet d'introduire et d'extraire les objets et la nourriture nécessaires à leur élevage.

Je prends contact avec l'ingénieur à l'origine de ces enceintes de plastique. Il nous construit très rapidement, en quarante-huit heures, une version adaptée à un nourrisson nouveau-né, une bulle de plastique agrafée et scotchée sur une table de bois. Un sas permet de faire entrer et sortir du matériel, et des gants sont intégrés dans l'enceinte pour manipuler l'enfant et effectuer tous les soins et gestes de la vie courante. Les parents de Michel viennent chaque jour au chevet de leur fils. Les mains dans les manchons, ils bercent le tout-petit dont ils sont séparés par une couche de plastique. La bulle trône dans le service de réanimation et attire un défilé de curieux. Objet de curiosité pour certains et de moqueries pour d'autres, mais qu'importe si j'entends parfois ricaner en salle de garde, je ne pense qu'au devenir de cette première greffe.

Une dizaine de jours après l'opération, les lymphocytes autrefois absents du sang de Michel apparaissent. Trois mois plus tard, le déficit est corrigé ! Malheureusement, les séquelles des méningites à répétition ne tardent pas à se montrer. Le petit garçon souffre de terribles crises de convulsions et ses lésions neurologiques s'aggravent au fil des jours. Quelques mois après la greffe, l'enfant meurt au cours de l'une de ses crises. La grande joie d'obtenir une correction du déficit immunitaire par la greffe s'est transformée en une immense déception – pour la famille d'abord, mais aussi pour notre petite équipe qui a mené bataille pour la vie de cet enfant.

Quelle tristesse ! Après tellement d'espoir partagé... Je garde un souvenir douloureux de ces moments, mais je n'oublie pas l'esprit d'équipe et la leçon sur les relations humaines que cette tentative de greffe donna à tous. Un échec peut beaucoup nous apprendre. Même le plus cuisant. À condition que tout ce qui a concouru à son arrivée soit analysé avec précision, objectivité et sans concession. Quelques mois après, je présente les observations anatomiques des tissus lymphoïdes de Michel : le thymus, la rate et le tube digestif contenaient bien des lymphocytes du donneur. Cette présentation faite lors d'une réunion à Tampa, en Floride, des principaux immunologistes mondiaux, invités par Robert Good pour constituer le comité de l'Organisation mondiale de la santé (OMS) sur les déficits immunitaires héréditaires, intéresse beaucoup. Ce qui me vaut d'être intégré dans le fameux groupe d'immunologistes qui furent les principaux pionniers de l'étude des déficits immunitaires. Je ne le quitterai plus. Beaucoup sont devenus des amis : Rebecca Buckley, Max Cooper, Robert Good, Walter Hitzig, Fred Rosen... Tous unis par la même passion. Plusieurs nous ont maintenant quittés. Ils étaient mes pairs et ils restent vivants dans ma mémoire.

Quelques mois plus tard, une famille nous est adressée après avoir perdu trois enfants de déficits immunitaires sévères. Le dernier d'entre eux avait été greffé dans le service du professeur Hamburger à Necker mais le décès est survenu très rapidement au cours d'une infection diffuse. Les parents sont d'origine tunisienne, le père grutier, la mère caissière dans une supérette. Le couple est consanguin, ayant un grand-père en commun, chose fréquente dans les campagnes des pays du Maghreb. J'apprécie tout de suite ces gens intelligents et sympathiques, parents d'un garçon de quatre ans, Faouzi, qui n'a pas hérité du gène muté et est donc parfaitement sain. La maman est enceinte à nouveau et la joie de cette grossesse est mêlée d'inquiétude. L'enfant à venir a – comme le reste de la fratrie avant elle – une chance sur quatre de porter le gène muté transmis à la fois par le père et par la mère, et donc d'avoir ce déficit immunitaire héréditaire. Lors de notre première rencontre, nous abordons cette hypothèse et envisageons la possibilité de greffer le nouveau-né s'il est atteint. Cette avancée médicale fait germer chez les parents une pointe d'espoir. Ce couple dévasté par les deuils à répétition semble boire mes paroles. Cette attention et le climat de confiance ambiant me touchent énormément. De mon côté, je choisis, comme je le ferai tout au long de ma carrière, d'expliquer dans les moindres détails la maladie et ses conséquences, la greffe, ses enjeux et ses risques. Car ce n'est pas tout de distribuer l'espoir à une famille en lui proposant de bénéficier d'une avancée médicale ! La manière de la présenter avec franchise est primordiale pour donner la possibilité d'un choix éclairé à ces parents et établir une indispensable confiance, car il faut se préparer à mener ensemble une bataille. Le couple montre une compréhension impressionnante des mécanismes de la maladie. Après réflexion, la décision d'une greffe est prise dans le cas où le futur enfant tant attendu serait atteint lui aussi. Sonia naît quelques semaines plus tard. On l'examine dès ses premières heures. Malheur, elle porte la maladie… Quelques jours plus tard, les premiers résultats d'analyse nous apprennent que son frère Faouzi est HLA compatible : une greffe est donc possible. C'est une première joie, car cette option n'avait qu'une chance sur quatre de se produire !

Sonia est placée dans une enceinte stérile – très vite rebaptisée « bulle » par la presse – dans laquelle des gants intégrés permettent aux soignants d'effectuer tous les soins et à la famille de manipuler leur petite fille. Cette distance n'est pas évidente pour les parents, qui devront s'accommoder d'un contact à travers une couche de plastique tout le temps que durera l'isolement en bulle. Mais quand on connaît l'enjeu – qui n'est rien d'autre que la vie –, comment ne pas l'accepter ? La maman est à son chevet la plupart du temps, les bras dans les manchons de la bulle, pour offrir à son bébé les gestes du quotidien : donner le biberon, langer, attirer son attention par des caresses ou des paroles douces.

Nous craignons les conséquences qu'un tel confinement pourrait avoir sur le comportement de l'enfant. Ainsi, les deux psychologues Françoise Weil-Halpern et Danielle Rapoport travaillent à prendre soin de l'enfant et de la famille. Nous recevons également le grand pédopsychiatre et psychanalyste Serge Lebovici, qui observe l'enfant dans sa bulle et s'entretient avec l'équipe à ce sujet. La confiance que nous lisons sur son visage si expressif suffit pour tranquilliser l'équipe.

Vient alors l'heure d'entrer en action : nous prélevons 150 cm^3 de cellules au niveau du sternum et du bassin de Faouzi, que nous transfusons dans le sang de sa sœur. Huit jours plus tard, des cellules lymphocytaires apparaissent. Il nous faudra attendre un mois pour que les premiers signes de reconstitution immunitaire soient constatés. Le thymus, jusqu'alors invisible sur les radios, apparaît nous indiquant ainsi qu'il a dû recevoir des cellules souches greffées de la moelle du donneur. Imaginez l'effet d'un tel résultat alors que nous étions encore si novices !

Deux mois plus tard, les lymphocytes se trouvent en quantité normale dans le sang de Sonia. Nous avons donc obtenu une reconstitution immunologique chez une enfant dont le déficit immunitaire aurait sans aucun doute fini par être fatal ! Sonia est un beau bébé éveillé. Les médecins et infirmières défilent pour lui rendre visite, non plus seulement par curiosité, mais parce que la petite est belle, souriante et paraît heureuse dans sa bulle. Pourtant en regardant de plus près, son regard exprime quelque chose d'assez curieux, entre la joie et la requête. Comme si l'enfant, si jeune, comprenait qu'elle doit sortir de cette espace contraint. Finalement, un résultat d'examen nous apprend que son système immunitaire a été corrigé par la greffe et que nous pouvons préparer la sortie de la bulle. Cette fois, c'est de bonheur que le service est submergé. L'enfant vivra et ses parents osent à peine croire à leur chance.

Ce premier succès, qui arrive presque en même temps que celui de collègues hollandais, me vaut un article retentissant dans *L'Express* dans lequel le journaliste me surnomme le « père des bébés bulles ». Le surnom est resté ! Je suis cependant plus fier encore de l'article médical que nous publions avec Maxime Seligmann.

La petite Sonia est aujourd'hui une adulte épanouie de près de cinquante ans. Elle est professeure de biologie, mariée et mère de trois grands garçons en parfaite santé. Son frère, Faouzi, est un grand professeur de médecine, cardiologue à Tunis. Leur histoire médicale a-t-elle influencé leur parcours professionnel ? Toujours est-il que je suis très fier de les savoir heureux. Nous avons conservé des liens très amicaux et le souvenir de cette période est toujours aussi puissant.

Le lien est également resté fort avec les parents, véritables partenaires dans ce combat pour la maladie. Le père de Sonia nous a beaucoup aidés à communiquer avec la famille d'un enfant venu du Koweït atteint d'ostéopétrose, la maladie des os de pierre... Cette pathologie provoque un défaut de croissance des os – donc un nanisme – et des troubles hématologiques. Les os, très denses, ne peuvent pas abriter normalement la moelle osseuse qui produit les cellules sanguines. Ils compriment les nerfs optiques et auditifs et provoquent des troubles de la vision et de l'audition. À cette période, je pensais qu'il pouvait être intéressant de proposer une greffe de moelle osseuse, la première au monde à ma connaissance pour cette maladie. Le père de Sonia, qui connaissait bien le principe, est devenu notre interprète pour échanger en langue arabe avec cette famille et répondre à toutes les questions pratiques qui se posaient. Sans lui, je n'aurais jamais pu expliquer à ces parents l'intérêt de la greffe ni les risques liés à son côté novateur.

La greffe est réalisée avec un frère de l'enfant et nous observons avec joie la métamorphose des os longs, qui de très denses commencent à s'alléger peu à peu pour se normaliser complètement. Malheureusement, les os plats – comme l'omoplate ou les os du crâne – ne se sont pas corrigés de la même façon. Les nerfs du crâne ont été comprimés, le nerf auditif et le nerf optique lésés... L'enfant reprend une croissance normale, mais il est sourd et aveugle. Encore de nos jours, le traitement de l'osteopétrose par greffe de moelle est le seul possible, à condition de réussir une course la montre. En effet, il faut la réaliser le plus vite possible et administrer suffisamment de cellules souches du donneur pour espérer éviter des troubles de l'audition et une cécité.

J'ai gardé contact avec certains de mes jeunes patients. Il m'arrive encore d'avoir des nouvelles. Sonia parle de moi comme étant son « second père ». Un autre enfant atteint d'une leucémie et qui a guéri après cinq années de suivi rapproché, devenu un photographe d'événements très demandé, raconte en public que s'il est de ce monde, c'est grâce à moi. La relation médecin-malade devient ici celle du second père et de l'enfant ! Je me souviens encore de cette jeune fille qui vient à ma consultation pour me présenter son fiancé. Au cours de la discussion, elle m'interroge sur la maladie qu'elle avait eue enfant et dont elle était aujourd'hui guérie. Question curieuse, d'ailleurs, car les familles étaient toutes informées et l'enfant du même coup pensais-je… Mais comme il est fréquent d'occulter ce qui dérange ! J'hésite à répondre, mais je ne peux pas ne pas l'informer… « C'était une leucémie », lui dis-je. « Une leucémie ? Mais on n'en guérit pas ! » « Mais si : toi tu en es bien guérie. » Elle me saute au cou, en larmes.

Le lien est particulièrement intense avec ces premiers enfants greffés dans les années 1970. Cinquante ans plus tard, j'ai en tête chacun de ces bébés et leur dossier médical : l'enjeu était tellement colossal. J'ai revu récemment Guillaume, un petit garçon qui avait un déficit combiné sévère lié au sexe. Nous sommes en 1976, peu de temps après les premières greffes. Sa maladie est attendue, parce que la mère porte un chromosome X muté et que la famille a déjà perdu deux bébés. Trois enfants précèdent Guillaume dans cette famille : l'aîné, en très bonne santé, puis deux enfants affectés. Le premier, né en 1972, n'avait pas été diagnostiqué ; le second n'avait pu être traité. Quant à Guillaume, si ce bébé grenoblois est arrivé jusqu'à notre service, c'est en raison des lourds antécédents familiaux : ses frères et plusieurs cousins germains concernés qui ont permis d'identifier la maladie. Cette fois encore, le nouveau-né a une chance sur quatre d'être porteur du gène défaillant – et même une sur deux s'il s'agit d'un garçon – et les parents redoutent l'issue du diagnostic.

Guillaume naît à la maternité de Clamart, au sud-ouest de Paris, accouché par René Frydman. Pour le transporter jusqu'à l'UIH en évitant tout risque infectieux, nous commandons une microbulle et Guillaume voyage ainsi, en ambulance dans cette « bulle de transport », que nous baptisons un « Moïse ». Très vite, le verdict tombe : les résultats des examens nous apprennent que le nouveau-né est malade et se pose la question de la greffe. La première étape consiste à s'assurer de l'existence d'un proche compatible pour prélever les cellules nécessaires, puisque le frère aîné du garçon ne l'est pas. Que faire dans un cas pareil ? En 1976, le fichier universel de donneurs de moelle osseuse n'existe pas encore et réaliser une greffe avec l'un des deux parents réduit largement les chances de réussite de la greffe. Nous testons l'ensemble de la famille à la recherche de quelqu'un qui puisse correspondre et, par un hasard fabuleux, la tante de Guillaume répond à nos critères.

Après la transfusion de la moelle osseuse de sa tante, le petit garçon restera six mois en bulle. Pour s'assurer de la bonne protection offerte par l'enceinte, on place une souris blanche stérile dans une cage, aux côtés de Guillaume. Chaque matin, en même temps que les soins effectués sur le bébé, on s'occupe de la petite souris témoin. Le prélèvement d'une crotte testée au laboratoire nous indique l'éventuelle présence d'une bactérie qui pourrait s'être introduite accidentellement dans l'enceinte. Six mois plus tard, le bébé retourne dans sa famille. Aujourd'hui, la durée moyenne de séjour est de trois mois, mais à l'époque aucun risque n'était pris avant d'être certain que l'immunité soit reconstituée…

Chez Guillaume, il s'agit d'une reconstitution partielle : si l'immunité cellulaire exercée par les lymphocytes T de sa tante est parfaitement fonctionnelle, les immunoglobulines sont en faible quantité dans son sérum. Cela se compense par l'injection d'immunoglobulines plasmatiques, qu'il a appris à s'administrer lui-même, à un rythme régulier.

Après son retour à la maison, nous le recevrons pour des visites annuelles, afin de surveiller son état de santé général, suivre l'évolution de la maladie et conserver un lien. Aujourd'hui, Guillaume est un adulte en pleine forme : il est directeur d'une ONG et a longtemps été à la tête d'Iris, une association de patients qui s'occupe des familles en errance diagnostique. Guillaume a eu lui-même deux garçons en bonne santé – ils ont reçu le chromosome Y de leur père et le X, sain, de leur mère, et ne sont donc pas porteurs. Pour la famille de Guillaume, l'histoire s'arrête ici.

Ce qu'il faut retenir de ce cas, c'est l'importance des deux frères qui l'avaient précédé dans la maladie. Une histoire médicale, c'est toujours une histoire de famille. Cela sous-entend que celle-ci se mobilise, fasse des recherches, cherche à comprendre les raisons du décès. Beaucoup de questions trouvent leurs réponses quand on observe l'arbre généalogique… On comprend *a posteriori* les décès des lignées précédentes et c'est tout le passé de la famille qui s'en trouve modifié. Certaines cousines de Guillaume sont porteuses du gène X malade, mais cette famille n'est plus dans l'ignorance médicale et cela change beaucoup.

Les réponses apportées à un enfant mettent un terme à une longue errance diagnostique. Ces maladies rares sont peu connues par les médecins généralistes – comment faire autrement lorsque l'on sait qu'il existe près de 8000 maladies génétiques, parmi lesquelles plus de 450 déficits immunitaires héréditaires connus ! C'est tellement complexe... Les patients passent d'un médecin à l'autre, voire même de service en service. Cette errance fait perdre du temps, accentue le risque d'infection grave et peut affecter la réussite de la greffe qui dépend beaucoup de l'état de santé de l'enfant. Parfois le décès survient alors qu'il aurait pu être évité, comme dans le cas de Michel.

Michel, Sonia et Guillaume sont les témoins des premières batailles menées au début des années 1970, il y a près d'un demi-siècle. Chacune de ces histoires – y compris l'échec que nous avons connu pour Michel – nous a appris énormément. Quel chemin depuis ! Aujourd'hui, le service d'immunologie de Necker, avec Alain Fischer puis Stéphane Blanche, réalise une cinquantaine de greffes par an ! Plein d'espoir car il offre des chances de survie à des enfants, c'est un traitement qui demeure néanmoins très agressif. L'enfant s'engage dans une sorte de voyage chaotique avec cet espoir de guérison, mais malheureusement le chemin rencontre quelquefois des complications, des accidents et la terrible réaction de la greffe qui peut aller parfois jusqu'à tuer. Selon les enfants, le donneur et la compatibilité, les taux de réussite varient de 70 % à 95 %. C'est beaucoup et si peu à la fois car toute la joie de ces victoires ne fait jamais oublier les échecs.

Des cas comme ceux de Sonia ou Guillaume peuvent sembler extrêmes, hors de la médecine classique. Pourtant, je crois qu'ils sont surtout des exemples spectaculaires du quotidien de la médecine. Il n'y a pas de différence ontologique entre médecine quotidienne et médecine de pointe. Diagnostiquer la maladie, lui attribuer un nom pour pouvoir la désigner permet aux médecins d'en donner une description. C'est la naissance de l'espoir pour les patients qui peuvent s'informer et appréhender ce qui leur arrive. Ils savent désormais que la communauté médicale est active et cherche à obtenir les meilleurs résultats. Vient ensuite une meilleure compréhension de la pathologie et de ses mécanismes. Quels sont les symptômes ? Les processus en jeu ? Comment soulager la douleur ? C'est tout l'intérêt de la recherche, qui vise à améliorer la thérapeutique disponible.

Dans le cas de Sonia, nous connaissons désormais le gène responsable de sa maladie maintenant corrigée et de la mort de ses frères aînés, et nous aurions sans doute pu les sauver par des moyens modernes s'ils nous avaient été présentés aujourd'hui…

7
L'IMPORTANCE DU COMPAGNONNAGE

« Il y a plus d'idées dans deux têtes que dans une. »

Jacques Chirac

C'est à peu près à cette période des premières greffes de moelle qu'un jeune externe nommé Alain Fischer entre dans le service et dans ma vie. Je l'ignore encore, mais cette rencontre sera fondamentale dans mon parcours et, sans doute aussi, dans le sien. Mes relations avec Alain Fischer s'inscrivent dans une longue histoire, à la fois professionnelle et amicale. Un savant mélange entre liaison et indépendance, avant tout empli d'estime, plus fort à lui seul que tout autre sentiment.

À son arrivée, je suis encore un jeune chef de clinique assistant, tout juste de retour des États-Unis. Pour son stage d'externat, Alain est affecté à la salle dont je m'occupe. Ils sont quatre ou cinq autres jeunes gens mais, très vite, je note que deux semblent particulièrement brillants et épris de médecine :

toujours attentifs, ils ne ratent jamais l'occasion de poser la bonne question. Ces deux garçons se nomment Alain Fischer et Bernard Golse. Ces deux-là, je les ai d'abord écoutés. J'ai discuté avec eux, tenté d'étancher leur soif de réponses et entendu leurs rêves de médecins en herbe. Quelle médecine veulent-ils exercer ? Sont-ils ouverts à la recherche ?

Progressivement, nos relations s'étoffent et nous gagnons en confiance respective. À cette période, je réfléchis beaucoup à l'importance du compagnonnage dans notre profession, en ayant moi-même bénéficié lorsque François Kourilsky m'avait suggéré de me rendre chez Benacerraf. Quelque temps avant la fin de leur stage, je suggère lors d'un échange : « Il serait intéressant que vous vous prépariez, après votre internat, à vous rendre à l'étranger pour travailler dans un laboratoire renommé ! » Je les pousse à aller chercher dans les cultures anglo-saxonnes une formation complémentaire à la recherche. Fort de mon expérience, je les encourage à prévoir un stage de deux années plutôt qu'une, dans un laboratoire à l'étranger, et pour ce qui est du choix du lieu, j'ai ma petite idée… « Je vous propose d'aller dans un endroit magnifique : l'institut Rockefeller de New York ! » Alain Fischer choisira en fait plus tard de se rendre à Londres.

Ces rencontres m'engagent à envisager de manière différente mon rôle d'enseignant-chercheur. Je dispense déjà des cours à la faculté dans les grands amphithéâtres, mais je commence à songer au bénéfice que pourrait apporter un contact plus singulier avec quelques élèves. Je crée le « club des lymphomaniaques », que je réunis de temps à autre. Je choisis quelques étudiants motivés, dont Alain, Bernard et une jeune externe nommée Claire Herzog, et dispense des cours particuliers à ces sept ou huit jeunes gens. Claire Herzog, devenue une excellente biologiste, m'aidera des années plus tard à mettre au point les différentes techniques nécessaires à l'investigation immunologique en laboratoire. Claire travaillera plus de dix ans à mes côtés, quasiment bénévolement, avant de rejoindre l'hôpital Saint-Louis pour la suite de sa carrière. Quant à Bernard Golse, il s'est éloigné de l'immunologie pour devenir professeur de psychiatrie à Necker.

Alain Fisher a 14 ans de moins que moi. D'externe, il devient interne, puis chef de clinique quand il revient d'Angleterre en 1981. À l'époque, je ne suis pas sûr qu'Alain ait tiré un grand profit de cette année londonienne mais je suis peut-être biaisé dans mon impression, je voulais tant qu'il aille dans un très grand laboratoire. En réalité, je sais maintenant que ce stage postdoctoral lui aura suffi pour s'initier à la recherche qu'il poursuit dans notre unité de l'Inserm.

Au fil du temps, sa présence dans le service devient indispensable. Alain est un personnage parfois difficile à saisir : il peut faire preuve d'une distance assez déroutante qui contraste avec la chaleur humaine que j'apprécie tant en général. Excellent médecin, scientifique brillant, il est très apprécié pour ses compétences hors du commun, mais peut être craint par certains. Étrangement, il n'est plus le même homme quand il se trouve face à un enfant malade. Difficile alors de reconnaître le chercheur sévère et rigoureux, tant la douceur et la délicatesse transforment ses traits et son comportement. Je crois que sa pudeur l'empêche de révéler sa sensibilité.

Notre relation subit l'ambiguïté de la relation d'un père à son fils. J'emploie cette expression alors même qu'un jour où j'avouais le considérer comme mon fils spirituel, il m'a répondu d'un signe de tête que j'ai interprété comme plutôt négatif. Pudeur ou refus de se considérer dans une telle situation ? Une forme d'estime mutuelle nous unit tout au long de ces années mais je sens parfois chez lui l'agacement que l'on peut ressentir pour un parent ; et chez moi une sorte d'ambivalence du père faite de joie de le voir réussir et de chagrin de le sentir si soucieux de son indépendance, au point qu'il m'a été dit qu'il lui arrive d'être dépourvu de gratitude. Mais après tout, c'est peut-être moi qui en attends trop. Ne devrais-je pas seulement me féliciter de ses succès ?

Alain Fischer est un peu plus à gauche que je ne suis à droite. Si nous pouvons avoir des opinions convergentes sur bien des sujets, nos positions et engagements politiques nous séparent, même si nous ne les avons abordés qu'exceptionnellement, conscients l'un et l'autre du *modus vivendi* qui nous est imposé dans nos activités professionnelles. Je crois qu'une seule fois j'ai eu à élever la voix pour demander qu'aucune allusion à consonance politique ne soit émise en réunion de service. Il m'arrive de dire par esprit de provocation que je ne suis ni de gauche ni de droite. En effet, ma famille paternelle est de droite, tandis que mon ascendance maternelle est plutôt de gauche. Jeune homme, en 1969, j'approuve le modernisme de Michel Rocard, que je trouve jeune, dynamique et intelligent et je choisis de voter pour lui. En comparaison, les autres candidats me semblent bien vieux et n'apportent rien de très nouveau. À l'époque, je vis déjà à Paris, mais je vote par procuration en Corse. C'est mon oncle Auguste qui doit se rendre à ma place au bureau de vote glisser un bulletin « Rocard » dans l'urne. En 1969, pas d'Internet pour obtenir les résultats en direct ! J'achète donc *Nice Matin Corse* le lendemain matin pour connaître le score de mon candidat sur l'île. À ma grande stupeur, je découvre qu'aucune voix pour Michel Rocard n'a été recensée dans mon village de Cervione ! Je suis furieux de cette petite trahison. J'écris aussitôt à Auguste une lettre véhémente pour lui annoncer : « C'est terminé, je retire ma carte d'électeur de Corse ! » Non seulement mon oncle n'a pas respecté ma volonté, mais il m'a fait voter pour Gaston Defferre, que je considère comme un homme politique du passé, bien loin de mon envie de modernité.

Avec les années, j'ai évolué dans mes prises de position politiques et acquis certaines valeurs que je n'avais pas initialement. Mais ce qui demeure et me définit profondément est mon opposition franche aux deux extrêmes. L'extrême droite, bien entendu, mais aussi l'extrême gauche. Le régime communiste a eu ses terribles terreurs et la droite nazie ses ignominieuses actions – je pense très souvent à la Shoah, incapable de comprendre comment des êtres humains peuvent atteindre ce niveau d'infamie. En 1945, je n'avais que 9 ans, mais mes souvenirs de cette période sont très vifs. Les positions de l'extrême droite française restent entachées par son histoire même si tout est fait pour la faire oublier ! Mon âge avance, mais je ne m'habituerai jamais à la cruauté des Hommes.

Année après année, Alain continue sa progression dans le service et devient rapidement quelqu'un sur qui je m'appuie beaucoup. Jean-Louis Virelizier, un autre chef de clinique, représente un des piliers de notre service. Il me faut choisir lequel des deux aider en poussant sa nomination de professeur. Jean-Louis est l'un de mes jeunes amis du Maroc que j'ai suivi au moment de l'internat. Il est un peu plus âgé qu'Alain et j'éprouve de l'affection pour lui. Mais son sujet de recherche, pour intéressant qu'il soit, ne revêt pas autant de promesses à mon avis que l'étude des défauts du développement du système immunitaire qui est mon propre sujet et celui que propose Alain. Je me prononce ainsi et je décide d'aider ce dernier à être nommé professeur. Il m'en a réellement coûté d'avoir à faire ce choix. J'aurais tant aimé qu'ils soient tous les deux professeurs dans le service que je dirigeais. Leurs sujets et méthodes étaient complémentaires. Nous aurions atteint un meilleur niveau encore, mais les places de professeurs sont rares. Alain le sera en 1986, Jean-Louis intégrera l'institut Pasteur où il a fait une brillante carrière de professeur fortement impliqué avec Fernando Arrenzana Seisdedos dans la recherche sur le sida.

J'aime le compagnonnage : tout au long de ma carrière, j'ai voulu transmettre ce que j'avais reçu de mes maîtres. Si je reviens sur l'histoire d'Alain, c'est parce que ce que j'ai fait avec lui, j'en ai bénéficié moi-même en mon temps. À New York, j'apprécie particulièrement la relation entretenue avec Pierre Vassalli. Alors qu'il est mon chef d'équipe pendant cette période, je dîne parfois chez lui en plein Manhattan et l'invite dans notre appartement meublé avec trois fois rien. Nous partons en vacances ensemble, avec nos épouses. Pierre est le guide qui m'aide dans mes activités de recherche, mais aussi un ami. Par la suite, j'ai cherché à développer un comportement comparable avec mes propres collaborateurs.

Rien à voir avec les mandarins d'une époque que j'ai connue. À chaque fin d'année se déroulait la fameuse « tournée des patrons ». Le 31 décembre, externes et internes arpentaient Paris pour déposer, dans une coupe prévue à cet effet dans les loges des gardiens, une carte de visite ou un mot aimable pour souhaiter à leur professeur une belle année. C'est tout dire de la distance entre le patron et les élèves ! Je me souviens que Jean Bernard, Pierre Mozziconacci et Maxime Seligmann résidaient dans le même bel immeuble moderne de la rue d'Assas ! Je préparais trois cartes personnalisées à glisser dans chacune des coupes, pour que chacun d'entre eux trouve mes vœux à son adresse.

J'ai rencontré de nombreuses fois dans ma vie la question de la délégation. D'abord comme jeune médecin réclamant un certain degré d'autonomie, puis dans le rôle contraire de celui qui a le pouvoir d'en accorder ou pas. Comment devient-on autonome dans une équipe ? Quel est le degré de liberté d'agir que l'on peut offrir à chaque collaborateur ? Cela dépend beaucoup de celui qui est en quête de cette autonomie comme de celui qui donne – ou non – plus ou moins de marge de manœuvre. Je crois que le premier secret pour obtenir de l'autonomie, c'est de faire comprendre au plus gradé que l'on désire une plus grande liberté d'action. Moi-même, en début de clinicat chez Pierre Mozziconacci, j'avais appris à naviguer pour obtenir cette autonomie relative. Premier constat : cette confiance vient souvent en réponse à une proposition de nouveauté, à condition que le supérieur l'apprécie et qu'elle soit présentée sans prétention, dans un climat de connivence. Quelle fierté pour moi d'avoir su gagner la confiance de mon patron. Cet être érudit, agrégé de lettres avant son agrégation de médecine, avait un sens clinique indiscutable et une connaissance précise de la pédiatrie. Mozzi avait constaté la sensibilité dont je faisais preuve pour aborder l'annonce d'une maladie grave ou obtenir le consentement d'une famille. La confiance qu'il m'a accordée m'a permis de me responsabiliser et de faire mes preuves, tout en développant certaines compétences qui auraient pu être étouffées. Ce savant mélange d'accompagnement et de liberté m'a été précieux, et j'ai souhaité m'en inspirer dans mes propres relations.

Dans les années 1970, j'obtiens quelques responsabilités et j'instaure le « staff », une réunion sacro-sainte de quatre ou cinq heures, à ne manquer sous aucun prétexte ! Nous ne sommes pas très nombreux pour les premières éditions, mais nous prenons rapidement l'habitude d'inviter les divers spécialistes d'un patient pour qu'ils donnent leur avis sur les symptômes et les résultats de leurs investigations. Chaque semaine, tous les dossiers des petits malades sont examinés collectivement : pour chacun, les médecins et internes, l'infirmier et son cadre, l'assistante sociale, le psychologue et même deux ou trois chercheurs sont présents. Il s'agit d'une concertation de tous les corps de métiers médicaux autour d'un malade, en quelque sorte. Je dirige ces réunions, avec à mes côtés Marguerite Berhouet, la surveillante générale. Chacun connaît l'historique, les symptômes, la thérapeutique du patient et nous abordons le retentissement psychologique et les difficultés sociales de la famille. Chacun peut donner son avis sur le cas, et les décisions prises sont collégiales, argumentées et réfléchies. Dans ce cadre délimité, pas de pré carré. Rien n'est passé sous silence et tous les désaccords sont exprimés, ce qui évite qu'ils ne se règlent dans les chambres des patients.

L'harmonie du service en est favorisée et les malades ont face à eux une équipe unie, soudée, parlant d'une seule voix. Quoi de plus rassurant pour le patient ?

Cette période des années 1970 à 1990 a marqué l'équipe de l'UIH. D'ailleurs, nous avons conservé des liens forts et, plus de 40 ans après, les méthodes n'ont pas changé.

À l'opposé d'un système mandarinal, l'organisation est fondée sur un esprit collectif teinté d'une ambiance familiale. Tout le monde est utile, chacun est respecté par les autres, tous doivent exceller à leur manière pour mériter ce respect. C'est de cette manière que je considère mes relations avec mes équipes : donnant des conseils, suivant les parcours des uns et des autres et me réjouissant de leurs succès… On peut me le reprocher ! Il y a des avantages et des inconvénients à ce type de relation paternaliste que certains qualifient de néo-mandarinal ! Mais on ne peut pas créer de projet d'envergure seul. Ce qui est possible, c'est de conduire une équipe pour l'amener à se dépasser. Ma pensée rejoint celle de Paul Valéry : « Le chef, c'est celui qui a besoin des autres. » Aujourd'hui encore, je me sens comme le père de cette famille. Un père qui l'aurait quittée, mais avec laquelle il ne cesse d'entretenir des relations, petites touches d'amitiés, brèves rencontres qui me réjouissent. Je prends cela comme une récompense, que je sollicite et obtiens. J'ai le sentiment de partager sans les mériter les nombreux succès des uns et des autres.

À mon sens, la cooptation a d'indiscutables avantages pour programmer le développement à long terme d'une discipline, même si elle a aussi des limites. On a vu par exemple des patrons choisir le candidat qui lui ferait le moins d'ombre, ou d'autres ne s'attachant qu'aux liens amicaux tissés lors des années d'internat ou de clinicat. C'est le pendant négatif du mandarinat. Ma génération a alerté sur ces pratiques et a créé le Comité national universitaire (CNU), composé de membres élus et de membres nommés par les ministères de l'Enseignement supérieur et de la Santé. Ce comité s'est donné pour mission de faire passer les concours d'agrégation. Pour cela, le CNU prend en compte plusieurs éléments. D'une part, l'avis de la faculté de médecine et de l'université dans lesquels le poste est ouvert, celui de la structure hospitalière et le parcours du candidat : ses travaux, ses publications et ses projets. D'une manière générale, la faculté et le CNU tentent de respecter l'avis du chef de service – sauf quand cela n'a aucun sens. C'est le juste milieu entre le souhait exprimé par un chef de service et un concours. Pour Alain Fischer, une fois le poste ouvert, l'avis positif du CNU a été obtenu sans surprise.

8

DES GREFFES DE MOELLE OSSEUSE À LA THÉRAPIE GÉNIQUE !

« Le futur est créé pour être changé. »

Paolo Coelho

« Prévoir consiste à projeter dans l'avenir ce que l'on a perçu dans le passé. »

Henri Bergson

Je découvre la pratique de la greffe de moelle osseuse alors que je suis en première année d'internat dans le service de Georges Mathé, qui avait effectué les premières greffes sur les physiciens yougoslaves. Ancien élève de Jean Bernard, Mathé fut aussi un résistant, connu pour son comportement téméraire et parfois même excentrique. Une personnalité extrêmement brillante et originale à bien des points de vue ! Au cours de mon stage, je me rapproche rapidement de Léon Schwartzenberg, un homme très attachant au comportement empli d'intelligence et d'esprit critique. Je n'ai pas été étonné d'apprendre, en 1988, qu'il soit obligé de démissionner de son poste de ministre délégué à la Santé pour avoir proposé un dépistage du sida chez toute femme enceinte, ce qui n'était pas sans intérêt, ou de permettre la vente libre du cannabis, proposition qui, désormais, revient souvent dans l'actualité.

Nous sommes en 1963, bien avant toutes nos réussites sur les enfants atteints de déficits immunitaires. L'un des externes du service est hospitalisé : il est gravement atteint par une leucémie aiguë. Sous la direction de Georges Mathé, nous tentons une greffe pour le sauver : il s'agit de 200 cm^3 de moelle osseuse, prélevée chez six donneurs ! Très intéressé par ces nouvelles thérapeutiques, je participe au prélèvement de la moelle osseuse des donneurs, avec Léon Schwartzenberg. Mais deux semaines après l'injection intraveineuse du mélange des six moelles osseuses, apparaissent des signes cliniques inquiétants. Vomissements, fièvre, éruption généralisée… C'est ce que nous redoutions, la « réaction du greffon contre l'hôte » : les cellules souches implantées ne reconnaissent pas les tissus du corps qui les accueille et l'attaquent, au point d'entraîner un défaut profond de l'immunité et des lésions diffuses, auxquelles se surajoutent des infections dont une flambée de tuberculose… Malgré tous nos efforts pour tenter de le sauver, il succombe peu de temps après. Analysé à distance, c'est un échec terrible. Le cas sera pourtant à l'époque publié comme un succès, estimant que la disparition des cellules leucémiques et leur non-réapparition après la greffe était essentiel. Abusif certes… mais facile à dire maintenant.

En 1958, l'immunologiste français Jean Dausset décrit le « complexe majeur d'histocompatibilité ». Derrière ce nom barbare, il s'agit de la compatibilité entre deux humains. De la même manière qu'il existe différents groupes sanguins portés par les globules rouges, il existe des groupes exprimés au niveau de la membrane des cellules blanches sanguines et des cellules qui forment tous les tissus de l'organisme. Ces molécules jouent un rôle essentiel dans la réponse immune. Ce sont les HLA (*human leukocyte antigen*), dont on a parlé précédemment au chapitre 6.

Nous savons la nécessité de trouver des personnes compatibles lors d'une greffe, qu'il s'agisse d'une greffe de moelle ou d'organe, comme le rein. Pour la première, le donneur idéal est un membre de la fratrie, qui a hérité des mêmes HLA que ceux de son frère ou de sa sœur malade. Dans ce cas on peut espérer obtenir plus de 90 % de succès. Plus rarement, le donneur identique peut être trouvé dans le reste de la famille, notamment lorsqu'il existe une consanguinité… Les gènes déterminant les HLA sont transmis par les parents ; ainsi la probabilité d'une compatibilité HLA entre deux enfants d'une fratrie n'est que d'une chance sur quatre, soit 25 %. Les parents sont forcément semi-compatibles, mais cela réduit largement les chances de réussite de la greffe – de l'ordre de 60 % – et, pendant des années, les greffes étaient réservées aux frères et sœurs parfaitement identiques.

En cas de similitude parfaite entre donneur et receveur, les cellules souches saines migrent dans les os du malade, comme si elles reconnaissaient le nid dans lequel elles vivaient auparavant. On appelle cela le « homing », les cellules retrouvent leur « maison ». Une fois installées, elles se multiplient et substituent le manque de cellules, ou apportent des cellules normales qui se divisent à côté des cellules anormales. Il y a une parfaite entente entre les cellules greffées et leur nouveau corps. Certaines des cellules passent par le thymus du receveur pour acquérir ce qu'on appelle la « notion du soi » – c'est-à-dire la reconnaissance des HLA vis-à-vis desquelles elles se montreront pacifiques. Le corps humain est incroyable de perfection ! La correction des anomalies immunologiques est effective en quelques semaines, même si elle peut avoir lieu plus rapidement. Un enfant de Cargèse, en Corse, a connu une correction complète en neuf jours, mais c'est rare. Tant que l'immunité de l'enfant ne s'est pas construite à partir de l'implantation des cellules du donneur, tout incident infectieux peut entraîner la mort avant la prise complète de la greffe. C'est pourquoi le confinement en enceinte étanche stérile, la bulle, était indispensable. Même si sa présence et son fonctionnement, surtout au début, n'étaient pas évidents pour tous. Je me souviens en particulier de la visite d'un professeur de Necker d'un certain âge qui venait voir « l'engin », qu'il trouvait aussi ridicule qu'inutile n'ayant pas compris l'importance de la prévention des infections le temps de la prise de la greffe. Et de cette nuit où nous avons frôlé l'accident, après qu'une interne de garde, prise de panique face au malaise d'un bébé, a décidé d'ouvrir la bulle pour mieux l'examiner ! Je me rappelle cette maman qui restait du matin au soir, les mains enfoncées dans les manchons, pour tenir le plus longtemps possible son bébé, qu'elle ne pouvait pas prendre dans ses bras. Et puis, de chaque cérémonie de sortie de bulle d'un enfant, vécue par la famille, entourée des médecins, infirmières et psychologues, comme une sorte de deuxième accouchement. J'y ai repensé en regardant à la télévision les haies d'honneurs des soignants du Covid-19 pour les patients sortant de réanimation. Dans les deux cas, la réaction était voisine : la joie d'avoir gagné la bataille et l'émotion d'y être parvenus grâce à l'indispensable collaboration de chacun.

Il n'y a aucune raison pour que la nature s'imagine que l'on peut s'échanger nos moelles. En cas d'incompatibilité, les cellules du donneur passent bien par le thymus du receveur, mais elles n'ont pas reçu la même éducation. Elles ne parlent pas la même langue… Les cellules se développent quand même, mais n'ayant pas acquis la « notion du soi » elles agressent l'ensemble des tissus du receveur. De plus, il est difficile d'éliminer les cellules déjà matures du donneur qui ont acquis une reconnaissance d'un soi. Il arrive ainsi un conflit que l'on nomme une réaction du greffon contre l'hôte et qui se traduit par des manifestations diffuses extrêmement graves : cutanées, pulmonaires, digestives… C'est une sorte de guerre civile interne difficile à contrôler, qui évolue de façon chronique et qui peut entraîner la mort. On comprend bien l'immense importance du choix du donneur.

Très vite, nous avons conduit une réflexion pour nous extraire de cette problématique. Il y a d'abord eu des tentatives de greffes par le sang du cordon ombilical, qui contient beaucoup de cellules souches, avec une première réussite d'Éliane Gluckman en 1987. Son travail remarquable a joué un rôle déterminant pour créer des banques de sang du cordon. Dans le même temps, se développe un fichier international de donneurs de moelle osseuse. Le principe est de choisir un donneur non apparenté, mais qui a, par chance, de nombreux HLA similaires, voire en totalité identiques à ceux du malade. La probabilité d'être compatible entre deux individus pris au hasard est très faible : on l'estime à une chance sur un million ! Un très gros travail est entrepris depuis les années 1980 pour répertorier les donneurs de moelle osseuse à travers le monde. Le résultat est ce fichier d'environ 25 millions de personnes, qui permet le plus souvent de repérer un donneur compatible où qu'il se trouve dans le monde. Cela fonctionne très bien, mais il reste quelques inconvénients : cette « identité » ne sera jamais aussi bonne que celle d'un frère ou d'une sœur, et les donneurs ne sont pas tous répartis de manière homogène sur la planète. Certaines populations sont bien plus présentes dans le fichier : les donneurs sont essentiellement européens ou américains. Il y a très peu de Nord-Africains, ce qui signifie qu'il est beaucoup plus difficile de trouver un donneur pour un enfant originaire du Maghreb que pour un petit Caucasien. Le don du sang est encore très mal organisé dans ces pays où il se heurte à des réticences.

Une greffe « semi-compatible » provenant d'un des deux parents est une solution intéressante, mais comment préparer la moelle afin qu'elle ne soit pas dangereuse pour le receveur ? Dans les années 1980, nous trouvons un subterfuge : la débarrasser des globules blancs susceptibles d'agresser les tissus du receveur pour ne conserver que les cellules souches. Cette méthode est habile, mais les succès sont mitigés. Elle a tout de même permis de sauver la vie d'un certain nombre d'enfants en attendant de trouver de meilleures solutions… Depuis quatre ou cinq ans, l'idée qui révolutionne la greffe nous vient d'Amérique. Stéphane Blanche me l'explique : il s'agit d'injecter la moelle semi-identique de l'un des deux parents sans la modifier, puis attendre l'explosion immunitaire qui suit. Quand cela se produit, traiter le malade par chimiothérapie (la cyclophosphamide) dans le but d'annuler cette réaction immunitaire du greffon contre l'hôte. C'est une approche osée : on injecte une moelle osseuse potentiellement dangereuse pour le receveur et on en soigne les effets.

Les deux techniques donnent à peu près le même résultat en termes de réussite. Ces méthodes de greffe sont en train de changer la donne : on dispose d'un « donneur universel » pour chaque enfant qui vient avec l'un de ses parents. Un père ou une mère est toujours d'accord pour donner sa moelle à son tout-petit et sera toujours compatible à 50 %, quelle que soit la technique utilisée pour parvenir à nos fins. Cela simplifie grandement les procédures : plus besoin d'un donneur bénévole de moelle qu'il faut joindre et que l'on ne trouve plus ou qui a changé d'avis. D'autant que le coût de ce fichier international est très élevé… À Necker, plus de 1 500 greffes de moelle osseuse ont été réalisées depuis la première en 1971. Cette greffe permet de sauver une forte proportion de patients atteints de maladies autrement incurables. Je suis étonné que cette thérapeutique soit encore si peu appliquée. Même au Maroc par exemple, le nombre de greffes de moelle osseuse avec un donneur apparenté compatible se compte sur les doigts d'une main. Pourtant l'effectif de patients atteints d'une maladie génétique susceptible d'être ainsi corrigée par greffe reste très faible alors que la prévalence des maladies héréditaires qui touchent les cellules souches médullaires est plus grande qu'en Europe en raison de la prévalence de la consanguinité.

D'autres solutions thérapeutiques apparaissent. Dès 1970, Theodore Friedmann – un pédiatre de San Diego en Californie – émet l'idée de modifier le comportement d'un groupe de cellules ayant des fonctions dans l'immunité. C'est la célèbre « thérapie génique ». De très nombreux essais sont lancés dans différents domaines, en particulier pour combattre le cancer. Il s'agit d'introduire un gène dans le génome des cellules pour ajouter ou amplifier certaines fonctions. Face aux déficits immunitaires héréditaires, les premiers essais ont concerné un défaut spécifique en adénosine désaminase indispensable au développement des cellules immunologiques. Ces essais ont été réalisés sur le sang périphérique – d'abord à Washington, puis par notre équipe mais surtout par les équipes italiennes –, puis sur les cellules souches de la moelle mais ils se révèlent infructueux. À l'hôpital pédiatrique de Philadelphie, un jeune patient de 8 ans meurt après une tentative d'application de cette thérapeutique. Ce décès est très médiatisé et suscite des critiques qui en viennent à remettre en question l'éthique de cette pratique.

En 1999, Alain Fischer, Marina Cavazzana-Calvo et Salima Hacein-Bey obtiennent les premiers succès qui confirment le concept. Pour ce nouvel essai, dix patients atteints d'un déficit immunitaire complet fatal sans une correction des défauts cellulaires sont concernés. Techniquement, la démarche est complexe : il s'agit d'introduire un gène normal dans le noyau de cellules qui contiennent un gène malade. Pour cela, le gène est introduit dans un virus inoffensif qui, en se plaçant dans le ou les chromosomes des cellules malades, pourra corriger le défaut génétique. Malgré la survenue de deux leucémies chez les dix premiers enfants traités – dont une sera guérie et l'autre non –, ce premier protocole est déjà une réussite. Il sera suivi d'un deuxième essai, une fois la raison de la survenue d'une leucémie comprise et après avoir apparemment pu corriger le risque. L'avancée thérapeutique est remarquable. Alain Fischer et Theodore Friedmann reçoivent le précieux « Japan Prize » pour leurs travaux. Il faut aussi préciser que la thérapie génique est maintenant appliquée dans de nombreuses maladies génétiques, en particulier dans celles qui touchent les cellules sanguines : déficits immunitaires, hémophilie, anomalies de l'hémoglobine telles que la thalassémie et la drépanocytose, très fréquentes en Afrique. Aujourd'hui, la collaboration entre Alain et Marina qui fut si efficace s'estompe. Je ne suis pas le seul à le regretter. Une nouvelle fois, je constate que la collaboration entre chercheurs n'est pas toujours un fleuve tranquille. Après des succès partagés, un grain de sable peut parfois provoquer la rupture.

Le professeur Philippe Lelouch a mis au point un lentivirus dans lequel un gène spécifique est introduit pour corriger l'anomalie de l'hémoglobine de la drépanocytose par thérapie génique, comme Jean-Antoine Ribeil et Marina Cavazzana l'ont récemment réalisé en 2017. Mais la thérapie génique est coûteuse, son prix peut même dépasser celui de la greffe de moelle. Cela soulève des questions d'ordre éthique parce que la drépanocytose est une maladie fréquente : elle concerne 300 000 naissances par an dans le monde. C'est l'une des plus grandes injustices sociales en matière de santé que je connaisse.

Les décennies à venir nous réservent de nouveaux progrès, à commencer par CRISPR-Cas9, une technique complexe décrite par Emmanuelle Charpentier et Jennifer Doudna qui fait couler beaucoup d'encre et sur laquelle on fonde de grands espoirs. Il s'agit d'une enzyme capable de couper l'ADN, d'ailleurs surnommée familièrement « ciseaux moléculaires ». Ces « ciseaux » peuvent découper le génome pour le débarrasser de gènes anormaux ou introduire un gène nouveau. Inutile de détailler toutes les idées d'applications possibles dans tous les domaines : obtenir des plantes ayant des vertus augmentées comme une meilleure résistance à la sécheresse ou une production majorée bien plus intéressante que l'obtention de vaches sans cornes pour éviter les blessures. Le prix Nobel de chimie qui vient de leur être attribué est une juste récompense. Mais nous attendons, impatiemment, mieux : l'application de cette technique pour soigner nombre de maladies génétiques à condition que les risques soient parfaitement maîtrisés. Car ils pourraient être réels et sérieux, ce qui pose de nombreuses questions éthiques. Dans le doute beaucoup s'abstiennent. En Chine cependant, des manipulations hasardeuses ont été menées par un chercheur, He Jiankui. Ce dernier aurait obtenu la naissance de jumelles après une modification génomique qui leur conférerait une résistance à l'infection par le virus du sida. Cette annonce a immédiatement alerté l'ensemble des scientifiques. Qui sait ce que nous réserve le futur ? Pour l'heure, la Chine n'y va pas de main morte et l'émoi suscité par cette annonce dans le monde a conduit He Jiankui en prison.

9
MON COMBAT POUR CRÉER ENFIN UNE UNITÉ DE RECHERCHE

« Se réunir est un début, rester ensemble est un progrès, travailler ensemble est la réussite. »

HENRY FORD

À mon retour de New York, dans le même temps que je prends mes fonctions à Necker, il me semble incontournable de continuer mes activités de recherche entamées outre-Atlantique. Depuis ma rencontre avec Maxime Seligmann à l'hôpital Saint-Louis, je suis en relation avec l'Institut national de la santé et de la recherche médicale, plus connu sous le sigle « Inserm ». Cet établissement public, placé sous la double tutelle des ministères de la Santé et de l'Enseignement supérieur, a été créé en 1964 – soit quatre ans avant mon retour – sous l'impulsion de Robert Debré et de Jean Dausset. Il fait suite à l'Institut national d'hygiène créé en 1941 et devenu désuet. Tout au long de mon internat, j'ai la chance de fréquenter des services attachés à des unités de recherche. D'abord celle en immunologie dirigée par Maxime Seligmann, qui me permet de constater l'importance de la biologie orientée vers les pathologies ; puis le service du professeur Alagille, à l'Hôpital Bicêtre, qui m'offre la possibilité d'explorer entre autres le domaine de la coagulation sanguine ; et finalement celui de Jean Frézal, à Necker, lié à une unité de recherche dont le thème dominant concerne les maladies génétiques.

Quoi de plus naturel alors que de vouloir reproduire ce modèle en créant mon propre laboratoire ? La tâche est ardue et j'en suis conscient. Feu sacré ou grosse dose de naïveté ? Quoi qu'il en soit, pas question d'être freiné dans la réalisation d'un rêve. Quelques mois après mon arrivée, je participe à une réunion de réflexion se tenant au siège de l'Inserm pour aborder la nouvelle orientation de l'institution : de la recherche clinique orientée vers la compréhension des pathologies. Comme d'autres jeunes gens revenant de laboratoires étrangers, j'assiste à la présentation d'Étienne-Émile Baulieu, avec un grand intérêt. Ce dernier, de dix ans mon aîné, est déjà célèbre pour ses travaux de recherches en endocrinologie. Il nous dit le bien qu'il pense de l'intégration à l'Inserm de jeunes médecins revenant des États-Unis, puis annonce, à ma grande stupéfaction, qu'il n'y aura plus de création d'unité de recherche. Nous sommes encouragés à nous intégrer à des laboratoires existants. Autrement dit, je vois s'éloigner en un instant la possibilité de créer moi-même un laboratoire. Aucune unité de recherche de Necker n'est orientée vers l'immunologie et il me paraît impossible de retourner chez Maxime Seligmann, suite à nos différends…

Je suis terriblement déçu. Je me souviens avoir tenté de plaider ma cause auprès d'Etienne-Émile Baulieu : « Je ne comprends pas, personne ne travaille sur le sujet que j'ai développé aux États-Unis… Faut-il l'abandonner pour autant ? » Mais Baulieu a sans doute reçu des consignes précises du directeur général et joue son rôle, un peu à mon détriment. « On ne peut pas créer de nouvelle unité, il y en a déjà trop… Il faut rassembler nos forces plutôt que de se disperser ! » J'acquiesce, prends acte de cette décision, mais ne renonce pas. Je suis décidé à contourner cet obstacle pour permettre à mon sujet d'exister. C'est ainsi que, tout en assurant mes activités cliniques dans le service de Mozziconacci, je rassemble tout ce qu'il faut à l'Inserm pour être reconnu comme une entité de recherche. Je n'ai pas d'autre solution : d'autres jeunes gens ont quitté des unités existantes pour se former à l'étranger et peuvent les retrouver à leur retour. Mais je n'ai aucun endroit où aller. J'envie mon ami Jean-François Bach qui peut s'insérer dans l'unité créée par Jean Hamburger et je suis content pour lui. Moi, je suis parti de rien pour revenir nulle part, en ayant fréquenté entre-temps l'un des laboratoires les plus en pointe au niveau de la recherche, doté de moyens et de financements assez extraordinaires. Mais pas question de renoncer !

Encore un combat à mener pour me diriger dans la direction précise que je m'étais choisie. Mécontent, mais pas abattu, je suis de ceux qui ne s'obstinent pas contre les murs. Certains passent en force, pas moi. J'aime croire que ma façon de contourner les obstacles et mon opiniâtreté sont les conséquences heureuses de ma dyslexie. À force de buter, on apprend à lutter – le difficile succès est la plus belle des récompenses. C'est ma malice. Je ne m'effondre pas, je repars à zéro pour trouver un autre chemin. Je dirai à Pierre-Émile Beaulieu, qui est devenu un de mes bons amis, que son refus lors de la réunion de 1969 a été un facteur déclenchant d'une bataille gagnée.

Ce chemin se dessine à travers la personne de Delphine Guy-Grand. J'avais rencontré cette proche de Pierre Mozziconacci pendant ma période d'internat à l'hôpital Trousseau. Delphine est une femme de grande qualité. Elle travaille en anatomo-pathologie à Necker auprès de Christian Nezelof, mais semble chercher un nouveau terrain de jeu. Nous nous entendons très bien et j'apprécie sa rigueur. Peu de temps après la réunion de l'Inserm m'informant de l'impossibilité de créer de nouvelles unités, j'évoque avec elle mon sujet de recherche et lui propose de travailler ensemble. Elle accepte avec enthousiasme et cette première alliance est le point de départ de ma stratégie pour arriver à convaincre l'Inserm d'ouvrir une nouvelle unité. S'ensuivent plusieurs combats avant de pouvoir commencer : trouver un local et le minimum de matériel indispensable. Ce type de recherche nécessite tout un attirail, qui va du tube à essai jusqu'à un fort coûteux instrument de mesure de la radioactivité. Il me faut aussi trouver un financement.

Encore une fois, je dois beaucoup à ma chance. Il se trouve que j'avais eu, parmi mes externes, le fils de Pierre Aigrain, grand physicien et directeur à l'époque de la Direction générale de recherche scientifique et technique (DGRST). Je cherche des fonds, tout le monde dans le service connaît ma double activité et mon souhait ardent de réunir recherche et médecine à Necker. Cet externe – Yves Aigrain, devenu un grand chirurgien pédiatrique de Necker – me parle de son père et m'obtient un rendez-vous avec lui. Me voilà donc à lui raconter les détails de mon parcours, mes recherches aux États-Unis, mon retour et ma conviction que la circulation hémolymphatique des lymphocytes est loin d'être un sujet épuisé… Le physicien semble séduit.

« Mais c'est magnifique ! C'est très bien, ce que vous faites là. De quoi avez-vous besoin ?

– À vrai dire, il nous faudrait un compteur de radioactivité et quelques autres petites choses…

– Adressez-moi un dossier bien détaillé, je verrai ce que je peux faire. »

La semaine suivante, un appel de sa part m'informe que le comité de la DGRST va évaluer ma requête très prochainement. En cas d'avis positif, j'aurai tout ce que j'ai sollicité ! « Je vous encourage à rester dans cette voie, me souffle Pierre Aigrain. Les biologistes de la DGRST chargés de l'évaluation me disent que vous avez un sujet très intéressant. » Quelques semaines plus tard, miracle, nous obtenons les moyens demandés. À présent, il nous faut des locaux où installer notre petit laboratoire.

Il faut savoir que le fonctionnement des laboratoires d'investigations des hôpitaux a beaucoup évolué depuis les années 1970. Tous ceux des services cliniques importants ont été regroupés sous la forme d'un seul et unique laboratoire central bien mieux équipé et plus performant. Il se trouve que le service de Mozziconacci en comprenait un assez illustre car il avait été créé et dirigé par Robert Debré dans le passé. Et j'ai occupé les lieux progressivement, en étendant petit à petit notre surface… Mais tout commence ici, dans 20 mètres carrés ! Delphine Guy-Grand et moi achetons des cages pour les souris, nous installons notre premier gros appareil, un compteur à scintillation et le travail laissé de côté depuis mon retour des États-Unis peut enfin reprendre.

Quelques semaines après, Pierre Vassalli rentre de New York à son tour et s'installe à Genève. Notre duo new-yorkais se transforme en trio avec Delphine Guy-Grand. Tout en suivant pendant deux années environ mon sujet de recherche confié à Delphine, mes activités se diversifient et je manque de temps. M'occuper de la clinique, traiter les malades, rencontrer les familles, conseiller mes internes, enseigner, monter le laboratoire… Je croule sous les différentes missions. Heureusement, Delphine effectue le gros du travail quotidien. Je reste à ses côtés, je participe, suggère des idées, donne mon avis mais le sujet de recherche devient tout naturellement le sien… Notre travail de recherche fondamentale sur l'immunité intestinale donne ses premiers fruits, générant de beaux articles qui nous attirent une attention particulière de l'Inserm. Cependant, cela ne suffit pas. Le sujet est trop étroit, notre équipe trop réduite. Il nous faut grossir encore. C'est ainsi que je tente de construire un groupe un peu plus large, de huit personnes, en mariant l'étude de l'immunité avec un groupe travaillant sur les déficits immunitaires. Nous voilà enfin labellisés par l'Inserm et reconnus comme « groupe de recherche », l'échelle en dessous de l'unité de recherche. Pierre Mozziconacci en prend la tête et petit à petit nous progresserons, jusqu'à accumuler des résultats suffisants pour être reconnus « unité de recherche ». Le patron souhaite que nous nous attachions de façon prédominante à la rhumatologie pédiatrique et en particulier à la polyarthrite rhumatoïde. Plusieurs médecins du service comme François

Hayem, Léone Meyer et Anne-Marie Prieur s'intéressent à ces pathologies. Mais si ces affections relèvent de l'immunité, le terme de rhumatologie isolé proposé par le patron ne couvre pas les troubles du développement immunitaire et encore moins mon sujet new-yorkais sur l'immunité intestinale… Comment élargir le domaine de recherche sans donner l'impression de désobéir ? Quelques jours plus tard, j'assiste à une conférence en même temps que lui. L'exposé est assez barbant et des coups d'œil discrets vers le patron me laissent penser qu'il s'ennuie également. Je profite de ce moment de vacuité pour lui faire passer un bout de papier sur lequel je note : « Pour le groupe de recherche, on pourrait choisir le titre de Groupe d'immunologie et de rhumatologie pédiatrique. » Sans plus. Pierre Mozziconacci prend connaissance du petit mot et se tourne vers moi en hochant la tête. Nous n'en avons plus reparlé, l'affaire était conclue. Un groupe était alors une sorte d'antichambre. Nous savions que pour obtenir une unité il fallait bien plus de publications internationales. Ce qui arriva trois ans plus tard.

L'unité d'immunologie et de rhumatologie pédiatrique est née et porte le numéro 132 (U132). Bientôt, nous manquons de place. Une nouvelle chance, entretenant des relations suivies et fréquentes avec la direction de Necker, j'arrive à obtenir du directeur de l'hôpital que cette nouvelle unité de recherche s'installe dans un petit pavillon nommé « bâtiment Kermisson » qui a sa propre histoire : c'est là qu'étaient hospitalisés les enfants atteints de maladies infectieuses, particulièrement la diphtérie.

Parmi les chercheurs qui constituent l'équipe, certains cumulent une double activité de clinique et de recherche, ce que je prône ; d'autres se consacrent à la recherche, ce que je respecte. Avec le fait d'être reconnu comme une unité de recherche viennent les dotations financières, des moyens essentiels pour acheter le matériel et les produits nécessaires à nos investigations. Les fonds attribués par l'Inserm même s'ils sont très appréciés, demeurent insuffisants, et cette recherche de financements relève du travail du chercheur. Nous sommes au début des années 1980 et il n'existe pas autant de solutions qu'aujourd'hui. Les appels d'offres du ministère de la Recherche sont quasi inexistants dans les domaines qui nous concernent, tout comme les importants financements européens actuels. Comme beaucoup, nous créons une association pour recevoir des fonds de différentes natures. Il arrive qu'une famille offre un don à l'association, mais cela demeure rare, car nous avons des scrupules à susciter ce genre de donations. Les financements nous proviennent plus régulièrement de l'industrie pharmaceutique, avec qui nous avons des contrats pour mener des essais thérapeutiques ou des études biologiques utiles à la démonstration d'un mécanisme qui explique l'effet du médicament. Ce fut le cas pour les traitements substitutifs par les immunoglobulines, les traitements anti-inflammatoires, les nouveaux antibiotiques et les antimycosiques, les immunostimulants, pour lesquels nous nous sommes fourvoyés, puis pour les thérapeutiques antivirales lorsque le sida a touché l'enfant.

Au total, nous percevons jusqu'à 14 financements différents qu'Apollonia, mon épouse qui m'accompagne bénévolement, gère avec rigueur. Nous progressons dans les différentes orientations de recherche de notre unité : Delphine Guy-Grand et Nadine Cerf, sur des sujets qui concernent l'immunité intestinale ; Anne Durandy sur un type de déficit immunitaire caractérisé par un défaut de production d'anticorps de type IGG et IGA avec un excès d'anticorps IGM* ; Geneviève de Saint-Basile sur la maladie de Griscelli, dont je parlerai un peu plus loin, et la lymphohistiocytose ; Barbara Lisowska-Grospierre sur un nouveau type de déficit immunitaire** ; Jean-Pierre de Villarty sur un nouveau déficit combiné sévère*** ; et Frédéric Rieux-Laucat sur l'immunogénicité des maladies auto-immunes****. Je prends un réel plaisir à les suivre aussi bien que je le peux.

Au début des années 1990, Jean-Laurent Casanova, le fils de Jean-Claude que j'avais plusieurs fois rencontré, vient me voir sur les conseils de son père. Il doit terminer les stages d'internat après avoir passé plusieurs années en recherche à Lausanne et me déclare qu'il souhaite s'orienter vers la rhumatologie. Je suis étonné : à l'époque, cette discipline n'est pas d'un grand dynamisme – aujourd'hui les nouveaux médicaments sont venus la renforcer – et je lui propose de s'orienter en immunologie. Il m'entend et vient finir son internat à l'UIH. Pour son premier jour, je

* Anne, en étudiant le mécanisme intime de cette maladie, a pu décrire avec T. Honjo (prix Nobel 2019) le rôle de l'activation *induced cytidine deaminase* (AID) dans la mutation IGM en IGG et IGA.

** Barbara montre que le défaut de production des molécules HLA de type II (DR, DQ, DR) est dû à une anomalie génétique de production de facteurs nucléaires.

*** Jean-Pierre décrit notamment un déficit de la réparation de l'ADN.

**** Frédéric décrit plusieurs mécanismes nouveaux de déficit immunitaire ou d'auto-immunité.

lui demande de m'accompagner au lit de Mikael, un petit garçon de 16 mois atteint d'une « bécégite » généralisée : le vaccin du BCG a provoqué une maladie infectieuse due au bacille qu'il contient. C'est une complication tout à fait exceptionnelle du BCG ! Les mycobactéries vivantes mais atténuées confèrent une certaine immunité chez les enfants qui ont un système immunitaire normal vis-à-vis des BK responsables de la tuberculose.

Immédiatement, Jean-Laurent analyse la situation et constate que cela ne se voit que dans les déficits immunitaires graves qui ont un défaut des lymphocytes T. « Oui, bravo, tu as raison. Mais nous ne trouvons pas de défaut des fonctions immunologiques. Toutes les investigations immunologiques sont normales et tu sais les grandes compétences de Françoise Le Deist au labo ! » Et j'ajoute : « Mikael a obligatoirement un déficit immunitaire, mais lequel ? Cela pourrait être ton sujet de recherche ! » Pas un signe sur son visage qui m'indiquerait que cette proposition lui sourit. Un mois plus tard, il vient me voir avec cet air triomphant que nous lui connaissons tous maintenant. « Je sais ce que pourrait avoir Mikael : un défaut de sécrétion d'interféron. J'ai trouvé une souris qui possède une mutation génétique responsable d'un défaut de production d'interféron, Mikael a la même chose. » Jean-Laurent l'a démontré. Malheureusement la découverte arrive trop tard, après le décès de Mikael, mais il a ouvert à partir de cette première observation une voie médicale nouvelle : la susceptibilité génétique aux formes graves de certaines maladies infectieuses dont la tuberculose, l'herpès, les candidoses. À Imagine (l'Institut des maladies génétiques, dont je parlerai plus tard), Jean-Laurent forme avec Laurent Abel un duo formidable qui a apporté des preuves de l'inégalité des individus face à certains agents infectieux comme la tuberculose ou l'infection à virus herpes*. Une autre remarquable découverte a été faite récemment, dans le cadre d'une vaste étude internationale menée dans 1 000 hôpitaux de 50 pays sur environ mille cas de Covid-19 sévères chez des sujets jeunes. Elle a montré, dans 14 % des cas, des caractéristiques génétiques communes liées à l'interféron de type 1. Ainsi, la production insuffisante d'interféron explique chez eux la gravité de la maladie. Et dans 3,5 % des cas, des anticorps anti-interféron réduisent les défenses antivirales. Les résultats des recherches également menées à Imagine par l'équipe de Frédéric Rieux-Laucat avec Alain Fischer vont dans le même sens. Ces deux études posent bien évidemment la question d'un traitement par l'interféron, pour certaines formes graves du Covid-19. Je me réjouis de voir ceux qui furent *des miens* arriver à ces résultats de grand intérêt. Tout dans cette nouvelle maladie infectieuse est nouveau, tout va très vite, et tout est important pour lutter. Nous apprenons beaucoup et de toutes les disciplines. Les résultats scientifiques nous permettent de mieux comprendre les mécanismes originaux de cette nouvelle maladie et la gestion d'une pandémie, même avec ses imperfections, d'apprendre à mieux la gérer. Les informations sont nombreuses, pas seulement scientifiques, parfois contradictoires. D'où la nécessité de garder le cap en s'appuyant sur ce qui est scientifique et objectif. Pas facile !

Je me souviens de ces riches et passionnants moments en tête à tête avec l'un des membres de l'équipe, au cours

---

* Liée à une anomalie de production d'interféron, une protéine qui a une activité anti-infectieuse et particulièrement antivirale.

desquels ils m'annoncent leurs résultats ou leurs difficultés le plus souvent passagères. C'est notamment au moment d'initier ou de faire évoluer un sujet de recherche, ou lors de la rédaction d'une publication, que nos discussions étaient les plus intéressantes. J'ai parfois apporté des idées, surtout en envisageant l'intérêt que l'on peut tirer des recherches pour la compréhension ou le traitement d'une maladie. J'ai ainsi vécu leurs succès et de rares, et heureusement courtes, périodes où rien ne va plus.

Cette vie professionnelle du chercheur si particulière parce qu'elle est faite de joies mais aussi d'angoisse est admirable, voire enivrante. C'est sans doute parce que j'ai vécu de près les chemins de chacun que j'ai pour eux une profonde estime et une chaleureuse amitié. Et puis, disons-le, je suis très fier qu'ils soient tous internationalement connus.

La recherche demande d'être tellement tenace ! Le chercheur se dirige dans une voie sans jamais être sûr de rien. C'est long. Il vit une succession de petits échecs et ne doit jamais cesser de croire à son idée. C'est un milieu très concurrentiel. Partout dans le monde, d'autres travaillent sur le même sujet… Mais la concurrence doit être une émulation : ceux qu'elle écrase ou paralyse ne feront pas de bons chercheurs. C'est un jeu : les résultats des autres confortent les nôtres et permettent d'avancer plus loin encore, d'où l'importance d'une bonne information. Les congrès jouent un rôle important, comme savoir chercher et trouver l'information qui nous intéresse par la lecture des articles scientifiques – il y en a des milliers ! C'est un travail énorme, et un bon chercheur sait faire cela.

De mon côté, je mène de front clinique, recherche et politique universitaire, et je suis attiré par d'autres types d'activités. Je sentais bien que les jeunes chercheurs qui m'avaient rejoint avaient pris de l'âge et de l'assurance. Il était normal que j'entende leur souhait d'indépendance. Avec le recul aujourd'hui, je trouve que la plupart ont géré cet aspect de nos relations avec beaucoup de délicatesse.

Je dois dire que mon envie pour la recherche décline, alors que le travail de directeur d'unité réclame une attention permanente pour suivre les différents travaux de recherche des uns et des autres. Par ailleurs, Alain Fisher est plus jeune, il est porté par le feu. Il a commencé à travailler avec la plupart des chercheurs de l'unité. Je songe à lui confier la direction de l'U132.

Ma décision se précipite alors. Je suis le seul Français à donner une conférence en session plénière devant un public de 5 000 à 6 000 personnes, lors du grand congrès international d'immunologie organisé au Canada. J'ai travaillé beaucoup pour faire une conférence de qualité à la hauteur de l'enjeu. Il s'agissait de présenter trois maladies héréditaires différentes qui touchent le système immunitaire, pour lesquelles la compréhension des mécanismes venait confirmer d'importantes hypothèses issues de travaux expérimentaux. Je me souviens encore de ma tachycardie en apercevant les deux prix Nobel, Baruj Benacerraf et Jean Dausset, au premier rang de cet auditoire de scientifiques. Je réussis à faire passer les messages mais j'en sors lessivé, avec la certitude que je ne pourrai plus jamais faire mieux. « C'est terminé, j'ai atteint mon niveau. Maintenant, je ne peux que décliner, alors il me faut partir. »

Quelques jours après être rentré à Paris, j'appelle Alain pour qu'il me rejoigne dans mon bureau où je lui apprends que j'ai décidé de lui confier la direction de l'unité de recherche U132. Il n'a pas sauté en l'air, ce n'est pas son genre mais j'ai vu une lueur de satisfaction. Elle était cependant si faiblement perceptible que je me suis dit qu'il attendait cela depuis pas mal de temps et que ma décision était inéluctable et peut-être tardive. M'aurait-il compris ? Les meilleurs choix sont les plus cruels… Cette décision me libère et me déchire le cœur dans le même temps.

Parfois, une énergie apportée par quelqu'un de nouveau doit être introduite dans un projet pour le faire aller de l'avant et il est nécessaire de mettre son ego de côté pour sentir l'instant où l'on a soi-même perdu la capacité de progresser. Apprendre à laisser est un véritable enseignement et ce n'est pas la première fois que j'y suis confronté. Quelques années plus tôt, j'ai déjà dû déclarer à Pierre Vassalli et Dephine Guy-Grand que j'arrêtais de travailler sur mon sujet de recherche entamé à New York. Mais voilà, se lever le matin à 5 h 30, prendre le train pour Genève alors que l'on a travaillé jusqu'à 1 heure du matin et suivre tous les travaux de recherche chez la souris et le rat, alors que mon intérêt premier se dirige toujours vers les Hommes et particulièrement les enfants malades… Puis passer la journée penché sur les résultats d'analyses et les futures expérimentations, confronté à des doutes et des questionnements insolubles… J'ai entrevu mes limites. Même en donnant le maximum, je ne pouvais pas tout faire.

Un jour, j'annonce à Delphine et à Pierre que c'est terminé pour moi. Pierre n'en revient pas et, devant mes explications sur mon manque de temps pour suivre les actualités scientifiques, il rétorque : « Ça ne fait rien ! Tu as initié ces recherches, tu peux rester cosignataire des articles ! » Mais j'ai le sentiment de ne pas mériter cela. Le faire me donnerait l'impression d'être un usurpateur. Je prends la décision de ne plus signer, et donc de me priver de publications de haut niveau, pour en laisser tout l'honneur aux vrais auteurs.

Je crois que c'est là que j'ai appris pour la première fois à *laisser*, déjà avec cette pointe de regret qui vous souffle que vous auriez pu aller plus loin en faisant des efforts supplémentaires. Cela m'est arrivé à de nombreuses reprises par la suite et c'est encore vrai aujourd'hui : quand j'annonce à Bernadette Chirac, que je côtoie depuis qu'elle est venue faire découvrir l'UIH aux épouses des grands de ce monde en visite en France, mon intention d'abandonner la présidence d'Imagine*, cette dernière s'exclame : « Comment ? Mais vous ne pouvez pas faire ça, c'est votre fondation ! » « Eh bien non, j'ai fait mon temps, j'ai fait ce que j'ai pu. Il faut que quelqu'un me remplace pour aller au-delà. »

J'ai également choisi de partir avant la retraite de mon poste de chef de service de l'UIH, à Necker. J'ai alors le sentiment que pour rester efficace et créatif, il faut que je sacrifie une série de choses et que je garde l'attrait et les motivations pour la recherche. Mais l'autre raison de mon départ précoce tient à ma sensibilité. J'ai plusieurs fois, pendant ma carrière de médecin, été attristé, choqué, terriblement ému par l'annonce d'une mauvaise nouvelle pour un patient. Par exemple, quand Alain m'informe qu'un enfant atteint d'un syndrome de Wiskott-Aldrich, une réaction du greffon contre l'hôte, est mourant… Un coup au cœur ! Je ne peux pas contenir ma tristesse… Les yeux humides, je regarde ceux d'Alain : il est forcément ému

---

* Lire chapitre 18, p. 223.

lui aussi sans doute, mais il sait si bien rester impassible. Un autre jour, alors que je dépouille des résultats d'analyse devant une famille qui a déjà perdu un premier enfant… Je lis et reste muet. Longtemps. Et les parents, qui ont compris l'annonce sans qu'aucun mot ne soit nécessaire, s'enlacent. Je me lève, m'approche et pose mes mains sur leur épaule. Il y a des situations où le silence est plus puissant que les mots.

Il faut avoir le cœur très fermement accroché pour faire ce type de métier. Vivre au milieu de la souffrance des autres m'éprouvait beaucoup. D'ailleurs, je suis parfois étonné quand aujourd'hui encore de fortes émotions m'envahissent au souvenir de certains patients. Près de quarante ans plus tard, le sentiment est toujours vif et me voilà à nouveau dans la peau du médecin qui doit annoncer une terrible nouvelle…

La décision de quitter la tête de l'UIH m'a bien coûté, mais ma peine était aussi compensée par ma certitude qu'Alain Fischer serait un excellent patron et donnerait le meilleur au service. Pas de place pour les regrets, car j'avais accepté de prendre la tête de l'Inserm. En même temps que j'accédais à de nouvelles responsabilités à un niveau national, je résolvais la succession à la tête de l'unité clinique. Alain devenait ce que j'avais été : directeur des deux structures de recherche et de clinique. Des années plus tard, je me sentirai solidaire – et fier – des grands succès que les équipes obtiendront au fil des ans. Et leur excellente réputation ne se dément pas.

10
UNE VRAIE MÉDECINE POUR LES ENFANTS !

« L'enfant, c'est notre éternité. »

ROBERT DEBRÉ

Le souvenir de ma maladie reste vivace dans mon esprit. La solitude de l'année de mes 15 ans et mes rêves de tennisman anéantis, bien sûr, mais aussi ma reconnaissance pour le proviseur du lycée Gouraud, Monsieur Mirouze, et ses efforts pour me permettre une réussite scolaire. Enfant, je m'imaginais que le rôle du médecin consistait *seulement* à accompagner le malade ou à prescrire des médicaments, comme on applique une recette. Une maladie, une réponse thérapeutique, quelques bonnes paroles et le tour est joué ! J'étais loin de la réalité. Ma longue tuberculose m'a éclairé et j'ai vu les choses autrement.

Quand il doit m'annoncer le diagnostic dont il connaît la gravité, le pneumologue de Rabat choisit des mots simples pour éviter de déclencher une grande inquiétude. « Vous avez un voile au poumon. » Dans mon esprit d'adolescent, le terme « voile » renvoie à quelque chose de léger, de non agressif, qui va s'envoler… C'est bien plus tard que je découvre que ce voile est un liquide entre les deux feuillets de la plèvre et qu'il cache des lésions pulmonaires avec une caverne tuberculeuse ! Toutes les trois semaines, lors de mes soins chez le pneumologue, rien ne m'est communiqué sur les lésions ni sur les étapes que je dois franchir. On me répète que je vais me rétablir et qu'il me faut simplement accepter la situation en attendant la guérison annoncée.

Tout au long de ma carrière, je peux mesurer combien l'annonce d'une maladie grave est un exercice délicat. L'attitude du corps médical et les informations distribuées au patient et à sa famille ont des conséquences psychologiques immédiates et sur le long terme.

Dès la naissance de ma vocation, mon attention s'est focalisée sur l'humanité dans la médecine. Depuis mes premières années à Necker et jusqu'à la création d'Imagine, en passant par la fondation dite des Pièces Jaunes, j'ai essayé d'améliorer les conditions d'hospitalisation de mes petits malades de diverses façons. J'ai toujours été épaulé par Apollonia. Ses idées, ses encouragements et sa présence active à l'hôpital ont permis toute une série d'aménagements au sein du service. L'UIH, c'est aussi cela : des professionnels qui pratiquent une médecine très pointue sans négliger un aspect humaniste, une réflexion sur le bien-être des patients. Aujourd'hui, cela paraît tout à fait normal mais, il y a quarante ans, c'était très original. Il y avait bien eu dans ces années-là quelques pionniers – je pense par exemple à Daniel Alagille, à l'initiative de la première maison familiale –, mais notre équipe de médecins et d'infirmières était en avance sur ce sujet.

Ma première initiative se déroule en 1969 alors que j'obtiens de Mozzi la responsabilité de six lits pour accueillir des petits patients atteints de maladies immunitaires ou hématologiques. J'ai un bout du service, duquel je m'occupe avec le plus grand soin. Mais quelque chose ne me convient pas : l'une des particularités de ces pathologies est la durée d'hospitalisation. Les enfants atteints de leucémie d'un déficit immunitaire ou de maladie inflammatoire nécessitent un long suivi à l'hôpital – les thérapeutiques sont complexes et lentes à produire les effets espérés. S'éloigner du système scolaire pendant trois ou quatre jours est envisageable : il est toujours possible de rattraper le retard. Mais des séjours de plusieurs semaines, voire de mois entiers ont des effets dévastateurs et provoquent une double peine : le redoublement en plus de la maladie. Les enfants perdent pied dans le programme scolaire et se découragent de plus en plus rapidement. Et cet isolement peut avoir un effet délétère sur leur moral et leur espoir de guérison.

Indépendamment de l'importance de se réaliser intellectuellement, de rester concentré sur des projets d'avenir, l'école aide le jeune malade à restaurer son image, à recouvrer l'estime, le respect et la confiance en lui-même. Elle le rend acteur de son évolution, de la guérison. L'idée n'est pas toute neuve : Daniel Alagille avait déjà installé des relations avec l'Éducation nationale pour les lycéens hospitalisés pendant de longues durées. L'association « L'école à l'hôpital » organise des cours avec des professeurs retraités bénévoles, mais qui n'interviennent pour les études secondaires que quelques heures par semaine pour chaque patient. Dans d'autres pays en avance sur ces questions, comme le Canada ou la Suède, des éducateurs s'occupent des petits malades pour leur permettre de ne pas s'éloigner de leur cursus scolaire. Mais rien de tout cela n'est en place à l'hôpital Necker quand je reviens des États-Unis… Au bout de quelques mois de réflexion, je me décide à essayer d'organiser une petite école à l'hôpital. Je me rends au rectorat et demande à rencontrer l'inspecteur d'académie du 15e arrondissement. Nous discutons longuement de mon parcours et de mes ambitions pour les enfants malades. Je raconte que j'ai visité plusieurs centres hospitaliers à l'étranger qui proposent des aménagements évitant une rupture dans la scolarisation des enfants. Je suggère de faire venir une institutrice à Necker. Je tombe sur un inspecteur charmant qui, séduit par l'idée, semble partant pour cette aventure : « Trouvez un local et nous tenterons quelque chose. »

Trouver une pièce vacante dans un hôpital n'est pas une mission facile. Après avoir étudié différentes options avec Apollonia, je dois me rendre à l'évidence : la seule solution est de convaincre mon patron de transformer une de mes chambres en école. Je profite d'un moment où je le trouve tranquille – ce qui n'est pas si fréquent – pour aborder la question. Pierre Mozziconacci, tout sensible qu'il soit à cette cause, n'est pas particulièrement enthousiasmé par ma demande.

« Enfin, Griscelli – il m'appelait ainsi –, c'est très intéressant, mais ça me paraît difficile… Tout de même, nous sommes dans un service hospitalier ! Et sacrifier un lit pour cela, quand vous n'en avez que six…

– Peut-être que certains de mes patients peuvent être installés dans une autre partie du service ? Il me paraît intéressant de créer un lien avec l'Éducation nationale. »

Face à ma détermination, Mozziconacci a fini par céder. « Nous ferons un essai », dit-il. Et cette ouverture permet l'arrivée de Claudie Reyes, une institutrice – on dit maintenant professeure des écoles –, avec qui nous organisons cette classe à l'hôpital. Administrativement, il s'agit d'une école publique spécialisée liée directement à l'inspection : la scolarité peut commencer à n'importe quel moment de l'année et varier de trois jours à plusieurs mois. Elle peut aussi prendre la forme de séjours courts et répétés pendant plusieurs années en cas de maladie chronique. Il faut donc calquer les programmes officiels en les adaptant à chaque enfant. Cinquante ans plus tard, ce système persiste et on peut considérer cette initiative comme un succès puisqu'il existe désormais pas moins de 800 enseignants spécialisés affectés dans les hôpitaux, dont 18 à Necker. L'arrivée d'Internet a amélioré le dispositif, puisque l'enfant peut maintenant, comme les pédiatres de Lyon l'ont parfaitement mis en œuvre, rester en contact avec sa classe et suivre les mêmes cours que ses camarades.

Dès le milieu des années 1970, cette avancée a ouvert un autre débat : celui du port du pyjama. Mon épouse a joué un rôle important dans ce chapitre. À l'hôpital, les patients sont en pyjama ou en robe de chambre. Mais on ne se rend pas à l'école dans cette tenue ! Apollonia et moi avons toujours pensé que l'enfant, même gravement malade, doit pouvoir s'habiller. Pour se sentir socialement intégré, obéissant à des règles semblables à celles des autres enfants, et aussi parce que l'école doit être respectée. Cela implique qu'il faut que quelqu'un lave ce linge ! Les familles doivent donc collaborer et accepter l'organisation impliquée. Pour éviter les allers-retours avec des sacs pleins de linge – surtout pour des familles résidant en province – ma femme achète une machine à laver que nous plaçons dans un local technique, à disposition des parents. Il faut dire combien Marguerite Berhouet, notre surveillante générale acquise à la cause, a su faire accepter l'école par le personnel soignant. C'est une charge supplémentaire notamment pour les aides-soignantes de l'UIH, mais elles s'acquittent de cette tâche avec la même conviction que nous.

Pendant longtemps, les horaires de visite sont très réduits. Les familles peuvent voir leurs enfants uniquement pendant les quelques heures d'ouverture de l'après-midi. Il est déchirant, pour les parents comme pour les enfants, de devoir se séparer une fois l'heure écoulée. Avant même de pouvoir agir sur ce règlement, j'ai toujours été très laxiste sur les horaires. Mais cela ne suffit pas : pour moi, il est indispensable que les enfants qui ne sont pas contraints par la maladie à rester dans leur lit, s'habillent le matin et puissent voir leur famille jour et nuit. Ce choix novateur n'existe alors nulle part ailleurs. Si je peux le mettre en place, c'est grâce à Marguerite Berhouet, notre cadre infirmier, avec qui nous obtenons la permission du directeur de l'hôpital de recruter directement les infirmières qui travaillent à l'UIH. Tout le personnel suit donc une même volonté : s'attacher à ce que la vie à l'hôpital soit le plus proche possible d'une enfance à la maison.

Marguerite est une femme extraordinaire de compétence, de sérieux et de gentillesse, pour laquelle j'ai une grande amitié. À présent, elle s'est retirée au Pays basque pour une retraite bien méritée. Nous nous téléphonons régulièrement, mais il n'est pas un seul contact sans que nous évoquions certains souvenirs de nos actions communes. Je la rencontre pour la première fois au moment des premières greffes de moelle, alors qu'elle est infirmière et s'occupe de Michel, puis de Sonia. Elle se consacre à ce magnifique – et difficile – métier d'infirmière, avant d'évoluer pour devenir surveillante générale.

Dès 1976, l'année de ma prise de direction du service, les visites sont devenues possibles jour et nuit pour les parents grâce aux dons récoltés par l'association qu'Apollonia gère qui nous permettent d'investir dans des lits de camp. Un petit salon est aménagé pour créer un endroit convivial qui ne soit ni une chambre ni un couloir. Les familles aiment y passer du temps pour se retrouver.

Ma vie de père accroît ma sensibilité et il ne fait aucun doute qu'elle est cruciale dans les choix que j'ai menés. Comment ne pas me sentir concerné par le chagrin du parent qui doit laisser seul son tout-petit chaque soir ? Comment ne pas se projeter dans ces vies bouleversées par l'annonce d'une maladie gravissime ? Ma propre famille est par ailleurs très présente dans ma vie professionnelle. Apollonia m'accompagne quasiment tous les matins dans le service et à l'unité de recherche de l'U132, où elle s'occupe de gérer les fonds de notre association, et tient à jour les commandes et les comptes du laboratoire et de l'UIH. Efficace, précise, observatrice tout en restant discrète, je crois qu'Apollonia est à la fois appréciée et estimée de tous à l'unité comme dans le service. En ce qui me concerne, je dois beaucoup à son accompagnement, ses conseils et sa constance. Elle a été un soutien majeur tout au long de ma carrière. En plus de l'implication de ma femme, je viens souvent faire mes visites le samedi matin avec mes enfants, qui occupent mon bureau, rencontrent des patients de leur âge ou jouent dans le salon commun. Tout cela crée une ambiance familiale mêlée de sérieux. Si chacun est concentré sur son rôle médical, l'optique commune est d'améliorer la vie des malades et de leur offrir un cadre plus épanouissant le temps de leur hospitalisation.

Tout ceci est très inhabituel et je sais que de nombreux collègues scrutent mes faits et gestes de loin. Un peu original, un peu aventurier, un peu avant-gardiste, mais toutefois acceptable ! Mes décisions auraient pu paraître farfelues quelques années plus tôt, mais l'époque était prête à cela : en sortant de Mai 68, où il était interdit d'interdire, les jeunes générations disposaient de beaucoup plus de liberté pour agir. Je garde une infinie reconnaissance pour mon cher Pierre Mozziconacci qui a su me laisser m'exprimer aussi aisément. Sans cette liberté d'essayer, je n'aurais jamais réalisé tout cela.

C'est ce qui fait, à mon sens, toute la différence entre la pédiatrie et la médecine pour adulte. Certains se questionnent sur l'intérêt de la pédiatrie, puisqu'un médecin peut à la fois s'occuper de bébés, d'enfants, d'adolescents, d'adultes et de vieillards… En soi, un petit d'Homme n'est guère différent physiologiquement de son aîné, mais de nombreuses pathologies sont spécifiques à des âges de la vie : un enfant est victime de maladies génétiques ou infectieuses ; un adulte du cancer, de maladies cardiologiques ou de troubles neurologiques ; quant aux personnes âgées, elles développeront plus volontiers un Parkinson ou une maladie d'Alzheimer. Surtout, la différence intrinsèque réside dans cette humanité, cette sensibilité que le médecin des enfants aura à leur égard. Le médecin pour adultes, habitué à conserver une forme de distance avec son patient, ne se comporte pas comme le pédiatre avec son petit malade. Ce dernier fait preuve d'une empathie que l'enfant perçoit et qui crée une relation très spéciale. On retrouve cette attitude chez le gériatre vis-à-vis de la personne âgée.

11

NADERA, LA MALADIE DITE DE GRISCELLI

> « *Une once d'observation raisonnée vaut plus qu'une tonne de songes.* »
>
> Marguerite Yourcenar

C'est un mercredi après-midi de 1975 que je vois Nadera en consultation pour la première fois. C'est une petite fille de 4 ans qui m'est adressée par son pédiatre pour des manifestations cliniques et biologiques atypiques. La lettre de recommandation est très informative : Nadera présente des infections répétées, qui commencent de manière banale, marquées par une forte fièvre, une grosse rate, un gros foie et des troubles hématologiques, manifestations qui disparaissent en deux à trois semaines à l'aide d'antibiotiques et parfois de cortisone.

Entre alors dans le box de consultation une enfant surprenante. Je note rapidement ses lésions de la peau, caractéristiques des jeunes victimes de maladies immunitaires. Mais la particularité de l'enfant est ailleurs : ses cheveux sont gris argenté, d'une très belle couleur qui rappelle celle du vison argenté. Je pense tout de suite à la maladie de Chediak-Higashi, une pathologie très rare, décrite au Japon, qui comprend un albinisme partiel. Je n'en ai jamais examiné auparavant, mais j'en connais l'existence de façon livresque.

Le père de l'enfant semble très attentif aux signes que présente sa fille. Il me confirme les symptômes décrits par le pédiatre et m'apprend que trois frères et sœurs sont décédés, souffrant de symptômes identiques ou voisins. Il ne peut pas m'affirmer que leurs cheveux étaient aussi particuliers que ceux de la fillette. Il n'avait d'ailleurs pas prêté attention à la couleur particulière de sa fille. Est-ce une maladie héréditaire ? Les parents me confient être cousins issus de germains, ce qui augmente le risque de survenue d'une maladie génétique. L'examen confirme la grosse rate – une splénomégalie – et le gros foie – une hépatomégalie –, ce qui illustre la gravité de la situation. Je propose l'hospitalisation de Nadera le jour même, car elle entame manifestement une de ses « crises »…

Je prélève quelques-uns de ses cheveux pour les observer au microscope après mon après-midi de consultation. Je me rends au laboratoire de l'U132, juste à côté du bâtiment Robert Debré où est installée la consultation. Je n'ai encore jamais examiné de cheveux de si près ! Pourquoi l'aurais-je fait ? À première vue, il n'existe aucune relation entre chevelure et développement du système immunitaire ! Pour trouver des images précises de cheveux *normaux*, Delphine Guy-Grand et moi-même comparons celui de la petite fille à l'un des miens. La répartition des pigments semble très différente… Je me rends à la bibliothèque et déniche un livre de dermatologie avec la description des différentes variétés de cheveux pathologiques et normaux. Un cheveu sain, semblable au mien ; celui de l'albinos, quasiment dépourvu de grain de mélanine, ou celui de la maladie de Chediak-Higashi qui contient des grains en quantité normale, mais de forme et de taille très irrégulières. Rien ne ressemble au cheveu de Nadera. Le défaut de pigmentation du cheveu est totalement différent de ce que Chediak-Higashi a décrit : des pigments tortueux et irréguliers, de taille inégale, mais dont la répartition se fait tout au long du cheveu. Au contraire, ce que je peux constater sur la quinzaine de cheveux prélevés sur Nadera ressemble à de très grosses plaques de pigments réparties de manière irrégulière. Certaines parties du cheveu ne sont pas du tout pigmentées, d'autres couvertes par ces plaques. Dans les deux cas, le résultat visible à l'œil nu est semblable : une belle couleur gris argenté.

De retour à l'UIH, je retrouve Nadera, désormais hospitalisée. J'examine à nouveau la petite fille et observe attentivement sa peau, que je trouve bien claire pour la jeune nord-africaine qu'elle est, surtout par rapport à celle de ses parents.

La numération de la formule sanguine montre une baisse de tous les globules rouges et blancs et des plaquettes, comme décrit dans la maladie de Chediak-Higashi dans les phases accélérées. Il existe une telle similitude de symptômes que je m'interroge : après tout, l'anomalie de la répartition des pigments des cheveux est-elle si importante ? D'autant que l'enfant est très infectée et que, pour l'heure, l'important est de se concentrer sur ses troubles sérieux. Elle subit des poussées de fièvre très brutales durant lesquelles les macrophages et les polynucléaires détruisent les globules rouges, les globules blancs et les plaquettes. Nous parvenons à maîtriser les symptômes par un lourd traitement antibiotique et de cortisone associés à une chimiothérapie douce. Mais il nous faut comprendre un tant soit peu ces crises qui explosent à la moindre infection. Nous décortiquons la littérature scientifique à la recherche de toute information supplémentaire au sujet de la maladie de Chediak-Higashi, dans l'idée d'ajuster les traitements proposés à la jeune patiente. Que Nadera en soit atteinte ou que sa pathologie soit différente, peut-être que les similitudes rencontrées se retrouveront dans les réactions au traitement. Reste à prouver que ce que nous nommons « maladie de Nadera » est vraiment nouvelle, et c'est en mêlant travail de recherche et observations cliniques que nous obtiendrons ce résultat.

Il nous faut avant tout exposer la situation à la famille. Durement éprouvés par l'annonce d'une très probable maladie héréditaire, ils écoutent avec attention notre plan de bataille pour traiter Nadera, tenter d'éviter les récidives et chercher à comprendre l'origine de ces crises. Sans connaître les détails des recherches en laboratoire, ils comprennent que nous ne baisserons pas les bras. Pas question de se satisfaire de ce que l'on sait déjà, ce qui reviendrait à une bête application de recette : copier ce qui s'est fait dans des pathologies voisines, avec des résultats juste acceptables à court terme et décevants sur du plus long cours.

Un doute persiste à cause de l'arbre généalogique qui a révélé une consanguinité dans la famille. Nadera a-t-elle une maladie nouvelle, jusque-là non encore décrite ? L'albinisme et les signes cliniques sont-ils un ensemble de symptômes d'une même maladie ? La petite fille peut très bien avoir un albinisme particulier d'un côté et de l'autre une maladie connue appelée lymphohistiocytose. Les éléments dont nous disposons ne suffisent pas pour publier dans une revue scientifique. Nous en restons donc là. Mais deux ans plus tard, je reçois une autre enfant en consultation. Ludivine est une fillette toute blonde qui m'est adressée avec le diagnostic probable de lymphohistiocytose en raison de la survenue de crises avec de nombreux symptômes généralisés et de désordres hématologiques. Je remarque que sa mère est blonde, mais que la petite a des cheveux à peine colorés, pourtant soyeux et dotés de légers reflets argentés. J'appelle aussitôt Delphine : « Écoute, j'ai ici une petite fille très blonde… Je me demande si elle n'a pas la maladie de Nadera ! » Quelques-uns de ses fins cheveux sont soigneusement coupés pour analyse. Alors que je détaille la situation à sa maman, Delphine m'appelle pour me faire part de ses observations : « C'est comme chez Nadera : de très grosses taches de mélanine ! Mais comme Ludivine est blonde, les amas sont plus rares. »

Cette fois, la fillette est issue d'une union non consanguine et sans aucun lien de parenté avec Nadera. Je compare attentivement ces deux enfants et m'aperçois qu'il s'agit bien d'une maladie nouvelle. Malheureusement, un diagnostic précis ne nous donne aucune certitude sur son évolution. En dépit de nos efforts pour limiter l'effet des crises, Ludivine décède d'une septicémie. Nous partageons la douleur de sa formidable maman, qui dans sa souffrance saura trouver les mots pour nous remercier d'avoir mené ce combat avec elle. Cette défaite renforce un peu plus notre rage de comprendre pour sauver le prochain enfant. Mais Nadera nous quittera elle aussi à l'orée de l'adolescence… Nos regrets de perdre ces deux batailles sont d'autant plus grands que nous aurions pu tenter une greffe de moelle osseuse, opération réalisée aujourd'hui avec succès pour cette maladie.

Il était important de bien décrire cette nouvelle maladie pour mieux comprendre et adapter les thérapeutiques aux prochains enfants qui en seraient atteints. L'une des premières idées a été de vérifier si cette situation pigmentaire particulière existait chez l'animal. J'espérais qu'en étudiant le modèle de la souris, nous pourrions plus vite progresser. Je me rends donc à l'animalerie de l'Institut Pasteur pour décrire au responsable – un grand savant des animaux et des souris en particulier – ce que j'ai observé chez Nadera et Ludivine. « Est-ce que vous connaissez des souris gris argenté, comme cela ? » Le scientifique hoche la tête, sort un bouquin, puis un autre, qu'il parcourt à toute vitesse. Soudain, il s'arrête et me montre la photo d'un rongeur aux pigments cutanés anormalement répartis dans les poils et atteint d'une maladie mortelle. Cette souris s'appelle dl pour « diluted/lethal ». « Le souriceau ne vit pas plus que quelques jours », m'explique-t-il. Tout laisse croire à des liens possibles entre mes petites patientes et ces souris argentées et je demande au responsable de l'animalerie s'il peut me procurer des modèles murins comme celui-ci. L'homme acquiesce et me commande des souris adultes dl. Il faut savoir que la souris est répertoriée dans le monde entier et que des éleveurs en sélectionnent avec des symptômes cliniques particuliers à destination des chercheurs. Pour ce faire, rien de plus simple : on sait qu'en croisant deux souris porteuses d'une certaine anomalie génétique, on obtiendra des souriceaux dl/dl. De la même manière que les parents de Nadera ou de

Ludivine sont parfaitement normaux, on rencontre la même situation pour la souris, qui aura statistiquement un souriceau malade sur quatre nés. Dans chaque portée, un ou deux seront affectés. Très vite, les premiers souriceaux naissent, la plupart se tortillant et se précipitant pour téter. Mais deux sont bien mal en point et déjà moribonds… L'examen au microscope nous confirme que leurs poils montrent la même anomalie que les cheveux des deux enfants atteintes de cette maladie mystérieuse : c'est assez d'arguments pour décrire cette pathologie nouvelle. Les anomalies cellulaires qui caractérisent la maladie ont été aussi comprises. Nous savons que l'albinisme incomplet est dû à un défaut de migration de granules contenant la mélanine, appelées mélanosomes, qui colorent la peau et les cheveux. De la même façon, il existe un défaut de sécrétion de granules contenues dans certains lymphocytes impliqués dans la régulation du système immunitaire. Nous publions un article en 1978 dans l'*American Journal of Medicine* évoquant les deux patientes et ce nous croyons être un modèle animal : je nomme ces cas « Déficit immunitaire avec albinisme partiel ». Deux ans après survient une seconde publication d'une équipe américaine qui lui donne comme titre « Griscelli syndrome ». Les maladies – et particulièrement les déficits immunitaires – sont toutes répertoriées dans un grand registre qui classifie les déficits avec les noms de leurs auteurs. Le « syndrome de Griscelli » est numéroté et figure dans cette liste. Cependant, je ne resterai pas à la postérité car les maladies seront sans doute un jour désignées par des numéros ou des sigles. Ce qui est amusant, dans le cas de cette maladie, c'est que mon nom – originaire de Corse – peut être traduit de deux manières différentes. On peut lire en Griscelli « ceux qui viennent de

Grèce » ou plus volontiers « ceux qui ont les cheveux gris », ce qui prend tout son sens avec cette maladie dont le symptôme le plus visible est cet albinisme partiel.

Quelques années plus tard, lors d'une lecture quotidienne de littérature scientifique – il faut lire régulièrement les recherches en cours pour rester à jour –, je tombe sur la publication d'une équipe de chercheurs américains dirigée par Nancy Jenkins qui décrit la mutation génétique de la souris dl/dl. Mon sang ne fait qu'un tour. Dès la semaine suivante, au cours de la réunion du staff, je fais part de cette nouvelle à l'équipe. « Ce serait bien que nous décrivions nous-mêmes la mutation de la maladie de Nadera et de Ludivine. » C'est ainsi que Geneviève de Saint-Basile a décrit le gène de la maladie. Mais pour compliquer encore la situation, il existe en réalité trois syndromes différents appelés Griscelli : le type 1 qui associe un albinisme et des signes neurologiques graves, pour lequel il n'y a aucun traitement possible ; un Griscelli de type 2 qui correspond au syndrome que présentaient Nadera et Ludivine, et qui peut bénéficier d'une greffe de moelle osseuse et pourrait dans le futur être traité par thérapie génique ; et le type 3 caractérisé par un albinisme partiel isolé. Nous savons maintenant que la maladie de type 2 est observée dans de nombreux pays en Europe mais plus souvent en Inde, Turquie, Arabie Saoudite et en Amérique centrale et du Sud.

Plusieurs fois au cours de mes voyages pour une conférence ou une présentation sur les déficits immunitaires à des congrès, je suis amené à donner un avis pour un patient qui m'est présenté comme une maladie très rare, la maladie de Griscelli. Quelle surprise lorsque je dis à l'assemblée du service de pédiatrie de Rio de Janeiro par exemple, et même étonnement chez mes interlocuteurs au Maroc encore récemment, que je connais bien cette maladie pour l'avoir décrite. Ils pensaient que la description datait du début du siècle dernier. À Tokyo, lors d'une discussion au sujet d'une petite aux très beaux cheveux argentés, nous avons comparé les deux maladies, celle de Griscelli et celle de Chediak-Higashi sans que les médecins aient conscience de ma proximité avec les deux pathologies. Certaines familles ont créé un groupe sur Facebook par lequel je suis souvent contacté et sollicité pour donner des informations et des conseils, ce que je fais avec l'aide de l'équipe de l'UIH, au fait des dernières avancées puisqu'elle suit plusieurs patients greffés ou en attente de greffe.

12
DIAGNOSTIC PRÉNATAL, AGIR DÈS QUE POSSIBLE

« Il n'y a d'éthique que lorsqu'il y a liberté. »

Jacques Ruffié

La greffe de moelle osseuse a sauvé de nombreux enfants – l'UIH a aujourd'hui dépassé les 1 500 greffes de cellules souches ! Il ne faut pas penser que l'habitude gomme les ressentis : chaque victoire est une joie immense, comme les échecs demeurent des drames. Malgré tout, ce traitement reste très risqué. N'y aurait-il pas de moyen d'agir contre le déficit immunitaire primitif avant même qu'il ne survienne ?

Pour cela, il faut avant tout pouvoir déterminer les risques pour un futur enfant à naître. Y a-t-il une consanguinité dans la famille ? Il faut absolument aborder ces sujets et alerter davantage sur les dangers des mariages consanguins. Ces unions familiales favorisent les maladies autosomiques récessives, c'est-à-dire transmises à la fois par la mère et le père, quand ils sont porteurs sains du même gène « malade » hérité du même ancêtre… Dans la population marocaine, par exemple, le taux national de consanguinité est encore de 15,25 %, pour atteindre 33 % en zone rurale, alors qu'il est inférieur à 0,5 % en Europe !

Dans tous les cas, quand on a la certitude que les parents sont porteurs d'une mutation détectée sur un gène, il faut prendre le temps de bien leur expliquer qu'un futur enfant aura, comme je l'ai dit, un risque sur quatre d'être atteint et un sur deux pour un garçon, soit 50 % des cas, s'il s'agit d'une maladie liée au sexe transmise par le chromosome X muté de la mère. Mais que peut faire la famille avec cette information ? Deux solutions apparaissent alors : soit elle s'interdit toute naissance, soit elle opte pour le diagnostic prénatal pour les enfants à venir. Le désir d'un autre enfant varie d'un couple à l'autre en fonction de leur vécu. Souhaiter un enfant dans une famille non confrontée au risque est un rêve commun du couple, un désir partagé. Là, c'est un autre chemin : celui d'une réflexion commune.

Au début des années 1970, juste après mon retour des États-Unis, je commence à donner quelques cours d'immunologie à la faculté de médecine. Je l'ignore encore, mais Anne Durandy est l'une de mes élèves les plus passionnées par la discipline. Anne est maintenant mondialement connue pour ses travaux sur les mécanismes qui régissent la diversité de la production des immunoglobulines au cours d'une réponse immunitaire. Elle est membre du comité consultatif national d'éthique, ce qui lui convient tout à fait puisqu'elle a toujours été très sensible à ces questions.

Anne postule dans le service de Pierre Mozziconacci pour y effectuer ses stages d'externat, elle est désignée pour travailler dans la salle de pédiatrie générale et de rhumatologie. Mais il est trop tard : elle me dit combien elle est éprise des questions immunologiques et ne semble pas être à sa juste place dans cette partie du service. Je plaide et obtiens qu'elle nous rejoigne dans ce petit bout de service où sont hospitalisés les enfants atteints d'une maladie immunologique ou hématologique. Nous devenons très rapidement amis. J'apprécie la présence de cette jeune femme curieuse, rigoureuse et à la grande sensibilité. Anne a deux enfants et réalise qu'il lui sera difficile de préparer l'internat avec l'espoir d'obtenir un poste hospitalier. La profession s'est beaucoup féminisée, mais à ce moment-là, les femmes qui accèdent à ces postes sont encore très rares ! L'option de devenir médecin de ville ne séduit pas Anne et elle me confie un jour ses doutes, ses déceptions sur son avenir. Après réflexion, nous parlons ensemble du travail de recherche sur les pathologies du système immunitaire : plutôt qu'une activité de clinicienne, pourquoi ne pas se consacrer à la recherche ? Anne décide de suivre cette voie et se passionne pour ces sujets. Son intégration à l'équipe est évidente : elle participe au staff et à ma consultation, et suit avec attention l'histoire de chaque patient. C'est bien simple : je l'ai déjà entendue dire qu'elle était capable de s'attacher à des patients qu'elle n'avait même jamais vus, simplement en étudiant leurs cellules !

C'est avec elle que je commence à travailler sur l'idée de prévention à la veille des années 1980. Après tant d'annonces douloureuses et d'explications sur les risques de survenue d'un autre enfant atteint de la même maladie, nous commençons à envisager un diagnostic prénatal. Cela ne se fait pas sans une grande précaution. Jean Frézal et Marie-Louise Briard avaient organisé et prôné le conseil génétique à Necker dès les années 1970. Nous décidons d'appliquer quelques-uns de leurs principes au diagnostic prénatal, avec en premier lieu l'importance de la qualité des informations. Tout diagnostic prénatal ne doit être réalisé qu'avec un assentiment éclairé et seulement lorsque le couple accepte l'éventualité d'une interruption de grossesse dans le cas où le fœtus est atteint.

Notre première idée consiste à prélever un échantillon de sang du cordon ombilical. C'est un geste délicat et très peu d'obstétriciens savent effectuer la ponction. Yves Dumez, pionnier de la médecine *in utero*, se charge du prélèvement. Celui-ci ne peut avoir lieu avant la 18e semaine en raison de la taille très fine du cordon et parce que le faible nombre de lymphocytes qui circulent dans le sang fœtal ne permet pas d'obtenir des résultats fiables. Après la 18e semaine, l'investigation reste cependant délicate. D'habitude, l'étude des fonctions des lymphocytes s'effectue sur des échantillons de 5 ml de sang environ. Anne Durandy a donc dû mettre au point des microméthodes qui permettent de détecter une éventuelle anomalie ou au contraire de déclarer que le fœtus est sain.

Nous publions les premiers diagnostics prénataux dans plusieurs revues internationales. Il n'est pas aisé d'être des pionniers, surtout sur des sujets sensibles. Si certains nous adressent des familles heureuses de bénéficier de nos méthodes, nous sommes aussi critiqués puisque nous permettons que soit effectuée une interruption médicale de grossesse relativement tardivement. Quelques années seulement après la loi Veil de janvier 1975, même si les questions de légalité sont claires, il persiste encore des positions farouches.

La règle de base est que le dispositif n'est mis en place que si la famille, totalement éclairée, accepte l'idée d'une interruption médicale de grossesse. Inutile de se pencher sur un dépistage prénatal si les parents sont opposés à une interruption : aucun soin ne pourra être entrepris avant la naissance…

Cette condition implique d'établir des liens étroits entre le médecin et la famille pour instaurer une longue réflexion qui nécessitera plusieurs rencontres, pour laisser le temps d'une décision sage. Les parents sont toujours très concernés, posent de nombreuses questions spontanées, puis repartent, s'informent et reviennent avec de nouvelles interrogations la fois suivante… Parfois, les questions sont même posées trois ou quatre fois, ce qui est tout à fait normal pour des personnes qui ont besoin de certitudes ! Le médecin doit s'attacher à choisir chaque terme employé de manière extrêmement précise. Et il ne peut y avoir de contradiction entre deux médecins – dont un serait défavorable et l'autre favorable, par exemple – au risque de créer un trouble immense ! Dans tous les cas, la décision finale appartient à la famille.

Il nous est arrivé de penser à des greffes *in utero*, pour offrir à l'enfant une guérison avant même d'être confronté à la naissance. Dans les années 1970, cette solution était tentante puisque, finalement, le ventre de la mère était une bulle magnifique : stérile et paisible. Plusieurs greffes de moelle *in utero* ont été réalisées aux États-Unis et en Europe, y compris à Necker et à l'hôpital Robert Debré. Mais comment agir en cas de réaction du greffon contre l'hôte ? Et à quelles conséquences s'attendre pour l'enfant comme pour la mère ?

Finalement, l'idée n'était pas si bonne. De toute façon, le système immunitaire d'un enfant greffé *in utero* sera reconstitué uniquement à la fin du premier mois de vie, exactement comme pour un enfant greffé à la naissance. Autant laisser naître l'enfant tranquillement en le protégeant pour éviter les risques infectieux durant les quelques semaines nécessaires à la prise de la greffe.

Annoncer un diagnostic nécessite beaucoup de délicatesse. Mais parler du devenir d'un fœtus demande une précision sans pareille, puisque c'est une décision qui changera la vie d'une famille. Certains couples refusent de savoir. D'autres sont éclairés, ils en savent autant que nous sur les risques d'avoir un enfant malade, mais veulent accueillir l'enfant tel qu'il sera. D'autres encore préfèrent renoncer et ne plus avoir d'enfant pour limiter leurs souffrances. Aujourd'hui, il y a aussi ceux qui se tournent vers la procréation médicalement assistée (PMA). Dans une maladie autosomique récessive, lorsque le père et la mère sont touchés, on peut très bien concevoir un enfant biologique de la mère, avec une insémination artificielle du sperme d'un autre homme. Quoi qu'il en soit, proposer une interruption médicale de grossesse à 18 semaines de grossesse sur des enfants potentiellement « viables » peut paraître aujourd'hui problématique. Nous sommes bien loin des 12 semaines de délai légal pour un avortement ! Bien sûr, on peut interrompre des gestations à des stades encore plus avancés, mais pour des pathologies sévères qui ne laissent aucune chance de survie. Nous nous battons contre la maladie avec très peu d'armes : on ne peut alors traiter les petits malades que par une greffe de moelle HLA identique, toujours intrafamiliale puisqu'il n'existe pas encore de banque de donneurs. Par ailleurs, le dépistage prénatal est doublé d'une recherche de donneur dans la famille. Si celle-ci s'avère fructueuse, pas question d'interrompre la grossesse. Voilà le contexte. Cela nous paraît alors éthiquement valable et nous obtenons l'autorisation du comité d'éthique national.

Nous sommes aussi contraints d'informer la parentèle : c'est une obligation légale. Une femme qui se découvrirait porteuse d'une maladie liée au chromosome X est tenue de prévenir ses sœurs car elles sont peut-être porteuses également et doivent pouvoir choisir de pratiquer ou pas un diagnostic prénatal pour leurs propres grossesses. C'est terrible de voir les ricochets de l'annonce de la maladie dans une famille, particulièrement dans le cas de pathologies héréditaires, dont la menace plane aussi sur le reste de la famille. Cela questionne sur l'importance de savoir ou d'ignorer. Je pense par exemple à la maladie de Huntington, une pathologie génétique responsable de troubles neurologiques très graves, qui évolue souvent jusqu'à l'issue fatale. Les symptômes surviennent généralement tardivement, autour de 40 ou 45 ans, mais grâce à l'identification du gène concerné, elle peut être aujourd'hui dépistable dès la naissance. Ce diagnostic présymptomatique présente un vrai dilemme pour la personne à risque. Faut-il savoir ou ignorer ? En apprenant qu'il est à risque, un adulte peut trouver insupportable de rester dans le doute, quand un autre préférera l'ignorance et décidera de continuer à mener une existence normale. Ceux-là pourraient être tout à fait tranquillisés si on leur confirmait qu'ils ne portent pas le gène ou vivre dans l'angoisse en sachant qu'ils vont mourir à l'âge de 40 ans…

C'est aussi pour ces raisons que l'annonce est cruciale. Je me souviens de cette famille venue consulter pour leur garçon atteint de la maladie de Wiskott-Aldrich, un déficit immunitaire grave transmis par le chromosome X, donc par la mère. Nous sommes au tout début de ma carrière. Je suis alors jeune médecin, je reçois les parents, tous deux agriculteurs dans la campagne normande. Je leur explique longuement la pathologie qui affecte leur fils, ses symptômes, le traitement, l'organisation à venir. Je leur précise que c'est une maladie dite « liée au sexe » : transmise par les femmes, elle n'affecte que les petits garçons. De l'autre côté de mon bureau, les deux parents me regardent, silencieux. Ils repartent en me remerciant chaleureusement pour mes explications. Deux ans plus tard, ils reviennent me voir avec un autre enfant nouveau-né, qui malheureusement présente les mêmes signes que son frère, entre temps décédé de sa maladie. Après les tests diagnostiques, je leur annonce que l'enfant est atteint. La réponse est immédiate : « C'est impossible » ; « Pourquoi ? » ; « Nous avons notre secret… » Malheureusement, ces parents avaient été trompés par le terme de « maladie liée au sexe ». Peut-être ont-ils cru que c'était une maladie sexuellement transmissible ? Ou que le « sexe » en question ne pouvait être que celui de l'homme ? En tout cas, ils ont pensé qu'en ayant un enfant conçu avec un autre homme, il ne pourrait pas y avoir la maladie. Je m'en suis voulu énormément. Je pense encore à ces parents qui, en plus de subir une seconde fois ce chagrin, ont cru bien faire en recourant à l'aide d'un tiers pour cette procréation. Quelle que soit la raison de cette incompréhension, je ne peux négliger la possibilité d'un manque de clarté de mes explications. Cette erreur me poussera à redoubler de vigilance sur ma façon de présenter les choses aux familles des petits patients.

Anne Durandy est maintenant membre du Comité consultatif national d'éthique (CCNE), un organisme conçu pour rendre des avis à propos de sujets de société liés au domaine des sciences de la vie et de la santé. Créé en 1983 par François Mitterrand, le CCNE a toujours été particulièrement sensible aux questions concernant l'assistance à la procréation, l'expérimentation sur l'Homme ou encore l'accès à l'information génétique. L'un des sujets d'actualité aujourd'hui est d'ailleurs le diagnostic préconceptionnel : la possibilité de proposer à toutes les familles un dépistage des principales maladies héréditaires avant de concevoir un enfant. Cela éviterait la naissance de ces aînés *sacrifiés*, qui permettent de découvrir la maladie et donc entraînent des diagnostics prénataux pour les suivants. C'est ce qui se fait notamment en Israël pour une maladie fréquente dans le pourtour méditerranéen, la thalassémie.

On peut pratiquer le diagnostic préimplantatoire (DPI) en France depuis 1994. Une fois la fécondation effectuée, on étudie les embryons pour déterminer lesquels portent la maladie recherchée. On peut ainsi sélectionner les embryons sains avant de procéder au transfert. Malheureusement, on compte un grand nombre d'échecs : des embryons peuvent ne pas survivre au prélèvement de cellules, certains portent la maladie génétique et sont éliminés, d'autres n'ont pas la qualité morphologique… Sans compter ceux qui ne s'implantent pas dans l'utérus ! On estime de 20 à 40 % les chances d'avoir un bébé après un DPI.

Une autre situation interroge les équipes médicales de par le monde : celle des bébés médicaments, ces frères ou sœurs HLA compatibles qui permettront de réaliser, chez l'enfant malade, une greffe du sang du cordon du nouveau-né que l'on sait contenir un grand nombre de cellules souches identiques à celle de la moelle osseuse. Pourquoi pas, mais il faut tenir neuf mois…

Le grand sujet d'actualité reste CRISPR-Cas9, ces ciseaux génétiques qui permettent de couper puis de réparer une séquence ADN. Cet outil va sans aucun doute devenir très important dans le futur : on peut par exemple imaginer d'empêcher la survenue d'une maladie héréditaire grave en remplaçant le gène atteint d'une mutation. Pour cela, au moment d'une fécondation in vitro (FIV), on pourrait féconder l'ovule avant de modifier aussitôt le génome de l'embryon. Tout l'organisme de l'enfant en serait changé, même les cellules reproductrices, ce qui signifie que ce nouveau génome serait transmis à toute la descendance… Est-ce de l'eugénisme ? Pas vraiment, puisque l'enjeu n'est pas de créer un Homme augmenté, mais de guérir un enfant… Des travaux de faisabilité sont déjà en cours d'exécution. Les équipes en charge de ces manipulations affirment que c'est expérimental, mais on peut se permettre d'en douter !

Anne Durandy, qui s'intéresse particulièrement à ces questions, a récemment présenté un rapport à ce sujet. L'application de cette manipulation – la modification des embryons – pourrait s'appliquer à la mucoviscidose par exemple, la plus fréquente des maladies génétiques héréditaires graves. Il s'agit d'une pathologie héréditaire récessive.

Comme ses victimes, grâce aux progrès de la médecine, atteignent maintenant l'âge de concevoir leurs propres enfants, on peut imaginer qu'un jour, deux adultes atteints de mucoviscidose souhaiteront procréer et n'auront aucun autre moyen à leur disposition pour avoir un enfant à eux… Et cela pourrait arriver pour d'autres maladies, étant donné l'évolution des thérapies !

Toutes ces pratiques soulèvent forcément des questions : lors d'un diagnostic préimplantatoire, on crée des embryons pour ne garder que les bons. Mais s'il y en a un trop grand nombre, ils ne sont conservés que cinq ans. Qu'est-ce qui est le plus éthique ? Jeter un embryon sain ou guérir un embryon malade ? De toute façon, les mentalités changent à très grande vitesse. En 2015, un consortium international s'est réuni et a conclu : « On ne doit pas utiliser CRISPR-Cas9. » En 2017, le bilan était plutôt : « On ne devrait pas utiliser cet outil », et aujourd'hui, on se dirige vers : « On peut le faire, mais il faut être prudent. » Il est vrai qu'il peut exister des effets délétères. Si par malheur ces « ciseaux » coupent l'ADN au mauvais endroit, on court le risque de créer une mutation ailleurs… De la même manière, après avoir coupé, il faut réparer, et sans la moindre erreur ! Les problèmes techniques seront un jour résolus. Il reste à en maîtriser les risques et à tenir le plus grand compte des aspects éthiques.

13
COMMENT UN PETIT GARÇON CORSE EST DEVENU LE PÉDIATRE DES ENFANTS DU ROI DU MAROC

« Nous méritons toutes nos rencontres. Elles sont accordées à notre destinée. »

François Mauriac

Depuis ma petite enfance, j'ai toujours accompagné mes parents en Corse pour passer l'été à Cervione, le village de ma mère. D'ailleurs, je n'ai jamais cessé depuis et ma seule exception fut l'année à New York. Mes deux parents sont Corses, comme mes quatre grands-parents et leurs ascendants ! Du côté de mon père comme de ma mère, mes ascendants vivaient dans une toute petite région et il n'est pas étonnant de trouver quelques consanguinités, même si, pour ma part, je ne suis pas né d'une telle union, à moins qu'elle ne soit très lointaine. Dès mes premiers cours de médecine, j'ai compris l'importance de la consanguinité dans la genèse de la survenue génétique, notamment lorsque le père et la mère portent les mêmes mutations. Ce savoir a renforcé ma volonté de m'unir avec une personne éloignée de la Corse en espérant toutefois que mon épouse s'éprenne de mon île. C'est le cas d'Apollonia qui, germanique, est devenue corse de cœur !

Nous sommes encore très liés à ma famille maternelle, qui vit donc à Cervione ou Cervioni en corse, un très beau village accroché au flanc du monte San Petrone, dans la châtaigneraie de la côte verte, « la Costa Verde » de la Haute-Corse. Cervione signifie « gros cerfs », animaux très répandus dans la région à une époque. Les Cervionais sont des personnes fières et très attachées au village. Mon grand-père, Blaise, est surnommé « Jo Bia » dans le village – « Jo » étant une manière de reconnaître un certain rang social. Il hérite de son père d'une activité d'import-export dans la région du bord de mer : mon arrière-grand-père possédait ses propres bateaux ancrés au petit port de Prunette. Mon père, lui, est originaire de Vezzani, un beau village assez isolé placé au milieu de l'île, en pleine montagne, assez proche de Corte. Les Griscelli sont nombreux à Vezzani. Les membres de cette famille ont toujours été des notables, au point qu'on dit que le maire du village est un « Griscelli » depuis près d'un siècle ! Pendant notre voyage de noces en Corse, mon oncle Auguste m'avait prêté une vieille automobile – une Juva 4, avec un trou dans le plancher qui laissait apparaître l'asphalte sous nos pieds – pour nous rendre à Vezzani et visiter le village de mon grand-père. En roulant sur cette petite route de montagne, nous avons soudain lu, sur un muret, ceux-là même où les personnes âgées ont l'habitude de s'asseoir à l'ombre des châtaigniers, l'inscription « Griscelli... est... un... con ! » peinte en lettres noires. Nous étions en pleine période d'élection... On en a ri, évidemment.

Même si nous nous rendons plus souvent à Cervione, je reste attaché à cet autre village et je corresponds avec nombre de Griscelli sans savoir s'ils sont réellement de ma famille. On dit qu'il y en a deux au village ! Mon arrière-grand-père était un petit propriétaire terrien qui vivait d'agriculture vivrière : quelques châtaigniers, des porcs, des volailles et un potager. Mon grand-père, l'un de ses fils, réalisera de belles études avant de préparer les concours pour les grandes écoles. Il se marie puis quitte l'île vers l'âge de 25 ans pour partir travailler, comme beaucoup de jeunes Corses de l'époque. Dans un premier temps, il choisit la Tunisie, pays où mon père vient au monde. Très rapidement, la petite famille part au Maroc en réponse à l'appel du maréchal Lyautey qui dirigeait le protectorat et cherchait des professionnels dans différents corps de métiers. Beaucoup de Corses n'ayant pas la possibilité de s'épanouir dans l'île ont préféré migrer vers les colonies. Mon grand-père devient ingénieur, participe au tracé des routes et des infrastructures du pays. Finalement, il passera sa vie et déroulera toute sa carrière au Maroc, pour le quitter en 1957, un an après l'indépendance. Après son départ de Corse, il œuvre pour aider sa fratrie à s'installer au Maroc. Deux de ses sœurs l'y rejoindront, un de ses frères deviendra médecin militaire à Lyon, l'autre capitaine de l'armée, puis nommé au Tchad où il décédera d'une maladie infectieuse tropicale. Si je précise ces éléments, c'est pour montrer combien l'ascension sociale d'une famille corse est directement liée au départ de l'île et peut être rapide en une seule génération. Il est plus difficile de progresser socialement pour celui qui reste, tant les opportunités de postes à haut niveau sont rares. C'est la conséquence évidente de l'insularité ! Et la raison de l'existence d'une diaspora importante à laquelle j'appartiens et qui reste attachée à l'île.

Quel plaisir de retrouver chaque année la famille, les amis de toujours ! Le village et la région dont on connaît tous les recoins, les odeurs de maquis qui nous accueillent dès l'arrivée en bateau au petit matin, avant même d'apercevoir le massif montagneux de l'île… Comment oublier ce mélange d'odeurs de ciste, de myrte et de romarin ?

Tous les deux ans, toute la fratrie expatriée au Maroc rentre en Corse, utilisant les congés payés. C'est lors d'un retour que mon père a rencontré ma mère autour de ses 22 ans. Ils se sont mariés l'année suivante et elle a suivi mon père au Maroc sans rien connaître de ce pays. Peu de temps après, ma sœur Elyane est née et je l'ai suivie six ans plus tard. Comme son propre père, le mien a préparé les grandes écoles et deviendra ingénieur des travaux publics de la ville de Salé, puis de Rabat. Sa véritable passion consiste à dénicher et rassembler des fragments archéologiques liés à l'histoire de Rabat et de Salé. Il a recueilli et donné au musée de la ville toute une série de pièces découvertes lors de divers travaux publics. Ces objets s'y trouvent toujours aujourd'hui. Son autre marotte concernait la protection des remparts de Salé puis de Rabat, datant de plusieurs époques, principalement de la dynastie des Almohades au XIIe siècle. Il accordait une grande importance au fait que la ville soit entretenue, développée, et demeure en bon état. Il a imaginé et créé de grands jardins, il a participé à la construction d'un stade... C'était un ingénieur de la cité, en quelque sorte.

L'été de mes 15 ans, mon père avait prévu de partir deux mois pour un long voyage en voiture, une traversée de l'Espagne pour rejoindre l'Italie. Il avait pour projet de profiter de longs congés d'été pour lire l'histoire de la Corse en latin dans la bibliothèque du Vatican. Il souhaitait trouver des éléments historiques nouveaux qu'il prévoyait d'écrire. Il avait besoin pour cela d'aller directement à la source pour recueillir une documentation solide. C'était un rêve un peu fou, mais qui lui ressemblait ! Pour mener ce projet à terme, mon père avait investi dans une voiture neuve. Quelques jours après qu'il l'a reçue, son frère est venu nous rendre visite à Rabat avec sa famille. Profitant de ce dimanche de printemps, mon père les a emmenés, lui et son fils, en promenade pour roder la nouvelle voiture. De mon côté, j'étais en plein traitement de ma tuberculose. Il était prévu que je participe à cette promenade, mais l'infirmière qui devait venir me faire une injection d'antibiotique tardait... Je trépignais dans ma chambre en rageant d'être immobilisé à cause de cette maladie. Malheureusement, cet après-midi-là, tous les trois sont morts dans un accident au passage à niveau, percutés par le train qui relie Rabat à Casablanca.

Mon père avait fait une grave erreur : faute de maîtriser parfaitement cette nouvelle auto, il s'était arrêté en laissant une vitesse enclenchée. La voiture a fait un grand bond au moment où il lâchait le pied du débrayage, alors que le train arrivait. Qui sait ce qu'il se serait passé si j'étais parti avec eux ?

Ma venue aurait-elle pu empêcher l'accident ? Serions-nous morts tous les quatre ?

Une période très dure a débuté, je devenais orphelin de père et j'étais encore malade. À partir de là, tout était à construire. Cet accident a laissé un grand vide. Je dois beaucoup à mes grands-parents, admirables en dépit de la perte de leurs deux fils et d'un petit-fils. Mon grand-père paternel, pour qui j'ai une profonde affection et une grande estime, a en quelque sorte remplacé mon père. Quant à ma mère, Laura, elle avait pour moi tant de tendresse et d'amour que, malgré ma peine, je me suis senti poussé à ne jamais la décevoir.

Comme mon père, je n'ai jamais vécu en Corse, mais j'ai toujours été proche de l'île. D'ailleurs, l'une de mes multiples vies m'a conduit à participer au projet de création de l'université de la Corse. J'ai un peu plus de 40 ans. Alice Saunier-Seïté, ministre de l'Enseignement supérieur sous Valéry Giscard d'Estaing, se met à la recherche de membres pour remplacer Jean Bernard. Ce dernier est trop occupé pour accepter le poste de conseiller au sein du conseil chargé du projet de création de l'université de la Corse. Madame Saunier-Seïté, qui connaissait bien Jean Hamburger, lui propose de devenir membre du comité pour conduire correctement l'opération. Mais c'était un projet de petite ampleur pour lui. C'est alors qu'il pense à moi, jeune Corse qui dispose encore d'un peu de temps, croit-il, pour un tel projet. Jean Hamburger me convoque dans son bureau pour m'annoncer une rencontre avec Alice Saunier-Seïté.

Le ministère, situé dans le 15e, est tout près de Necker. Avec sa voix grave un peu traînante et sans me demander mon avis

– pensant sans doute que Jean Hamburger avait obtenu une réponse positive de ma part –, la ministre me remercie d'avoir accepté de remplacer Jean Bernard. Je suis coincé ! À la sortie de ce rendez-vous, me voilà nommé membre du conseil. Je me retrouve donc, en 1978, dans cette atmosphère bien différente de l'univers hospitalier ou des laboratoires. Quelques autres professeurs participent au Conseil, mais nous ne sommes que quelques-uns à ne pas vivre sur l'île. Nous réfléchissons d'abord à l'emplacement de la future université, car Bastia et Ajaccio, les deux grandes villes de la Corse du Nord et de la Corse du Sud, se disputent le privilège. Pour ne pas froisser l'un des deux départements, c'est la petite ville de Corte, située au milieu, qui est choisie. Cette décision est prise par Giscard d'Estaing sur proposition de son proche conseiller Jean Riolacci qui a pris en compte une donnée historique à laquelle les Corses tiennent beaucoup : la création à Corte de la première université par Pascal Paoli. Ce grand personnage a joué, et joue encore, un rôle essentiel dans l'identité corse. La nouvelle université porte son nom.

Deux ans plus tard, il nous faut élire un nouveau président du conseil. Se présente un professeur de médecine corse de Marseille issu d'une droite très dure, presque extrême, qui ne parvient pas à rassembler les 50 % de voix nécessaires à la majorité. C'est alors que François Giacobbi, président socialiste du conseil général de la Haute-Corse, lance à l'assemblée : « Je n'ai jamais aidé un Griscelli, chacun sait que ce sont des gens de droite ! » Il fait allusion à ma famille Griscelli de Vezzani, dont les différents maires étaient connus pour leur orientation politique. « Mais je ferai une entorse à mon habitude aujourd'hui. Le jeune Griscelli qui est avec nous pourrait tout à fait être notre président… » Je tente un moment de protester. J'ai déjà tellement à faire à Paris, entre Necker, le labo et le reste ! Mais je suis élu et quasiment à l'unanimité, grâce aux voix des personnes de gauche comme de droite.

Me voilà président du conseil de l'université Pascal-Paoli. Se pose alors toute une série de questions : comment organiser une université en Corse ? Est-ce que l'on imite les modèles des grandes villes de France ? Comment tenir compte de la spécificité corse ? Tout en étant complètement opposé à l'indépendance, je pense bien entendu qu'il faut tenir compte de l'insularité. Cette université est créée pour une région qui ne comprend alors que 300 000 personnes, dans un contexte très différent d'une grande ville et des régions du continent. Impossible d'envisager l'enseignement et le déroulé de la formation sans respecter ces spécificités. Toutes ces questions animent quelques discussions avec Jean Ferrari, recteur de la Corse, et nous en arrivons à envisager une formule particulière. L'idée est de proposer un enseignement de qualité pendant les trois premières années de deug et de licence. Après quoi l'étudiant devra accomplir sa maîtrise ailleurs. Il reviendra ensuite pour l'un des DEA choisis pour correspondre aux besoins professionnels de la Corse ou de la région méditerranéenne. Cette proposition a pour vertu de permettre aux étudiants de ne pas décrocher tout de suite de leur famille après le bac, tout en profitant de l'enseignement de qualité dispensé par des professeurs nommés en Corse et avec la participation d'enseignants venus du continent. Puis, dans un second temps, de leur offrir l'opportunité de s'éloigner de l'île pour appréhender autre chose que les 1 000 kilomètres de côtes et se former pour des métiers adaptés à l'île. Nous présentons ce projet à Mme Saunier-Seïté, qui trouve l'idée très intéressante, puis au Conseil, qui l'approuve aussi malgré quelques réticences. Mais les élections présidentielles arrivent, François Mitterrand est élu et Alain Savary devient ministre de l'Enseignement supérieur. Et qui choisit-il comme conseiller ? Maxime Seligmann ! Dès sa prise de fonction, ce dernier me demande de venir le voir. J'arrive rue de Grenelle, je grimpe les étages à la recherche de l'huissier qui pourra me conduire jusqu'au bureau de Maxime. Je ne trouve pas l'huissier, mais j'aperçois une porte entrouverte qui me laisse deviner le visage familier de Seligmann. Je tape à la porte et entre en même temps dans le bureau un peu vieillot. Maxime ne cache pas sa surprise.

« Mais qu'est-ce que tu fais là ? Où est l'huissier ? Où est l'huissier ?

– Il n'y a pas d'huissier, je suis venu tout seul.

– Bon, eh bien, entre puisque tu es là ! Écoute, tu es dans de beaux draps, mon vieux. Ton idée pour l'université corse est peut-être intéressante, je ne connais pas cette île comme toi et c'est peut-être ce qu'il y a de mieux à envisager. Mais Savary ne pourra jamais accepter une université dérogatoire en Corse.

– Mais on travaille sur ce projet depuis deux ans !

– Je sais, mais il faut que tu comprennes : maintenant, François Mitterrand est président et Savary ministre, il faut que tu saches prendre le virage… »

J'ai vite compris. Le SNESUP est opposé à la création d'une nouvelle université dérogatoire, comme il avait refusé celle de Compiègne… Tous égaux, quelles que soient les régions ! Nous ne sommes pas parvenus à mener ce plan à bien. Dois-je le regretter ? Je continue de penser que c'était une bonne formule pour commencer. Mais finalement, ce qui existe aujourd'hui fonctionne très bien aussi : l'université Pascal-Paoli a su adapter les formations en tenant compte des besoins professionnels de la Corse. Elle s'applique à être reconnue, et développe un bon enseignement et quelques activités de recherches.

Je reste très attaché à mes racines. Mon épouse les a si bien adoptées ! Nos quatre enfants et leurs familles ne manquent pas de retourner en Corse régulièrement. Conséquence de leur présence dans le service de l'UIH pendant leur enfance ? Toujours est-il que mes enfants exercent un métier en relation avec la santé. Nos jumeaux ont tous deux passé le concours d'entrée en faculté de médecine à Necker. Annelise exerce aujourd'hui comme professeure de médecine en hématologie à l'hôpital Paul Brousse, et Frank comme professeur de pharmacie en virologie à l'Institut Gustave-Roussy. Tous les deux travaillent sur les cellules souches en relation avec les cancers et leurs traitements dans une unité de recherche de l'Inserm dont Annelise est la directrice.

Karin s'est spécialisée en droit à Assas et en économie de la santé à Dauphine. Elle occupe une place importante à Sanofi depuis plus de 25 ans. Quant à Olivier, le plus jeune, il a intégré l'École nationale d'agronomie et a appris le chinois avec son ami Wong, fils d'un général qui a fui son pays. Il a ensuite monté une société de conseil dans le domaine de la santé animale à Shanghai où il a vécu 16 ans.

De la même manière, mes liens avec le Maroc ne se sont pas effrités du fait de mon départ à Paris pour commencer mes études de médecine. Ma mère et plusieurs membres de ma famille y sont restés, au-delà de l'indépendance acquise en 1956 – ainsi, je profitais de petites vacances pour me rendre à Rabat. Mon grand-père payait le voyage en caravelle, alors plus long qu'aujourd'hui... C'était une joie de retrouver ceux que j'avais quittés et certaines de mes habitudes d'adolescent ! Lorsque j'ai été nommé au concours d'externat des hôpitaux de Paris, j'ai pris contact avec le patron du service de pédiatrie de l'hôpital de Rabat, le professeur Jacques Guignard, pour lui demander si je pouvais suivre sa visite quand j'étais présent sur place. C'est ainsi que j'ai pu me lier à plusieurs étudiants marocains de mon âge – beaucoup sont devenus des amis –, avec qui j'échangais sur les conditions d'exercice de la médecine dans nos pays respectifs. Je prenais conscience que le monde hospitalier des deux pays était fort différent. Si les médecins hospitaliers ont de remarquables connaissances médicales induites et entretenues par l'expérience liée au grand nombre de patients examinés et suivis, les maigres moyens de Rabat en investigation biologique et une imagerie limitée rendaient la performance médicale bien inférieure à celle de Paris.

Finalement, ma famille quitte le Maroc au début des années 1960 pour s'installer à Nice. Dès ce moment-là, mes voyages s'espacent, jusqu'au jour où Pierre Mozziconacci me propose de l'accompagner pour me présenter au roi Hassan II. Il était le pédiatre de ses enfants. J'ai su plus tard qu'il préparait sa retraite et pensait que je pourrais lui succéder si le souverain me trouvait à la hauteur !

La rencontre avec Hassan II a lieu un jour de printemps. Selon une série d'habitudes de longue date, le roi entame une partie de golf dans l'enceinte du palais royal de Rabat avec ses partenaires habituels. Comme chaque jour, les deux princes, Mohamed, le futur roi, et son frère Moulay Rachid, viennent saluer leur auguste père. S'ensuit une discussion de durée variable avec un ou plusieurs ministres, venus informer le Roi des événements récents et des décisions à prendre. Puis, c'est mon tour. Je m'approche de Lui et laisse Pierre Mozziconacci me présenter.

« Que faisait votre père au Maroc ?

– Il était ingénieur de la ville de Salé puis de celle de Rabat. » J'ajoute : « Il a constamment tenu à protéger et entretenir les remparts des deux villes. » J'évoque ensuite mes origines corses et mon attachement pour l'île. « Ce sont les mêmes racines », acquiesce le Roi, avant de me poser quelques questions sur mes orientations principales en pédiatrie. Nous parlons d'immunologie et je lui rappelle l'importance des vaccinations. « Mes enfants ont déjà reçu des vaccinations. Vous vérifierez tout cela. » Et voilà la teneur de la très courte conversation qui a suffi à ce que le Roi me demande de me pencher sur la santé de ses cinq enfants. C'est ainsi que j'ai succédé à Pierre Mozziconacci en tant que correspondant pédiatre des enfants d'Hassan II, puis de ses petits-enfants. Naïma Bouazaoui, professeur de pédiatrie de Rabat, se chargeait de suivre régulièrement les deux Princes et les trois Princesses Lalla Meyriem, Lalla Hasnae et Lalla Asmae. Ils ont tous eu une excellente santé ! Et comme souvent, nos liens sont restés forts. Le jour du mariage du Prince Moulay Rachid en 2014, celui-ci me présente à son épouse Lalla Oum Kalthum : « Je te présente mon pédiatre », ce qui était vrai, mais qui datait de près de 30 ans ! « Oui », je renchéris, « et je lui ai fait ses vaccins… » « Et c'était une galère ! » dit-il. Effectivement, j'en garde le souvenir d'une épreuve, mais j'atténue l'image : « Je n'en ai pas souvenance, monseigneur. » Très souvent mes pensées vont vers le Roi Hassan II, les nombreuses rencontres que j'ai eu le privilège d'avoir avec le Monarque m'ont permis d'appréhender ses immenses connaissances, son intelligence, son intuition et ses qualités de réflexion. J'ai beaucoup apprécié son intérêt pour la médecine dont il suivait attentivement les progrès.

Depuis, mes liens avec le Maroc se sont encore intensifiés. Apollonia et moi vivons aujourd'hui à Rabat, à deux pas de l'Académie Hassan II des sciences et des techniques et du fameux golf de Dar es Salam que je fréquente avec assiduité. J'ai plaisir à retrouver autour du président du club Abderrahmane Bouftas ses amis qui furent, comme lui, proches du Roi Hassan II. C'est très souvent que nous évoquons certains des si nombreux faits du Monarque et notamment ses pensées sur l'évolution du pays et sur les relations du Maroc avec l'Europe ou ses idées sur l'intégration des Marocains partis en Europe. Au golf, je fais avec de proches amis trois parcours par semaine, une excellente manière de se maintenir en bonne forme physique. J'y rencontre parfois, toujours avec grand plaisir, le Prince Moulay Rachid. Je vois régulièrement son fils Ahmed, non pour donner des avis médicaux – j'ai vraiment décroché – mais parce que ce jeune enfant de quatre ans, déjà polyglotte, est charmant et que j'ai plaisir à converser avec ses deux parents.

Vivre dans ce pays que j'ai toujours connu et auquel je suis très attaché est un plaisir, d'autant que je tolère de moins en moins la pollution de Paris en raison des séquelles de mon ancienne tuberculose et d'une altération bronchique due au trop long usage du tabac. J'ai au Maroc de très nombreux amis : des Français de Rabat qui, comme moi, ont fait un « retour aux sources », dans les milieux universitaires et médicaux bien évidemment, mais aussi des personnalités marocaines de tous bords politiques. Je suis d'ailleurs avec attention les orientations politiques du pays et ce malgré la complexité, notamment due au fait qu'il existe de nombreux partis politiques. J'ai également de très bons contacts dans plusieurs ambassades, tels que Julien Brunie, ambassadeur de l'Ordre de Malte au Maroc, un ami maintenant pour lequel je suis devenu conseiller médical.

La médecine ne me quitte pas. Je participe depuis la création de l'Académie en 1993 avec plaisir aux travaux de l'Académie, auprès du secrétaire perpétuel Omar Fassi-Fihri, ancien ministre de la recherche, et des membres du comité des Sciences de la vie et de la Terre. J'apprécie de collaborer avec mes collègues du comité pour améliorer le niveau de la recherche en biologie, médecine et agriculture. Ce qui me mobilise le plus, c'est la réflexion et les actions menées pour attirer les jeunes vers les sciences en général et médicales en particulier*.

J'ai aussi accepté d'être conseiller pour la recherche auprès de Jamal Samir qui dirige la jeune université internationale

* Mes collègues du comité sont Albert Sasson, ancien directeur adjoint de l'Unesco qui fut mon professeur de biologie végétale quand je préparais le concours d'entrée aux écoles de médecine ; Taieb Chkili, ancien ministre et président d'université ; Sellama Nadifi et Abdelaziz Sefiani, généticiens ; les biologistes Rajae Aouad et Karim Filali-Maltouf ; et les deux neurologues Ali Benomar et Abdeslam El Khamlichi.

Abulcasis des sciences de la santé (UIASS). Relié à l'université, le bel hôpital universitaire de la fondation Cheich Zaïd est dirigé par le professeur Amine Elhassani qui avait passé une année de formation en tant qu'interne en pneumologie pédiatrique de Necker. Cela crée des liens. Mettre mon expérience au profit d'une université au Maroc m'enchante et j'y suis assidu. Les deux sujets que j'ai proposé de développer sont la thérapeutique et la génétique car ces deux disciplines concernent toutes les pathologies et mobilisent l'ensemble des enseignants et des étudiants. Un centre d'investigation clinique chargé des essais thérapeutiques a été créé et interagit avec celui des hôpitaux Necker et Cochin.

Au Maroc, la forte prévalence de maladies génétiques liée à l'importante consanguinité justifie une formation renforcée et l'installation d'un nouveau laboratoire de référence en génétique qui commence ses travaux en relation avec Necker et Imagine. Je suis heureux d'avoir aidé à établir des liens forts et durables entre l'UIASS au Maroc et l'université René-Descartes-Paris-V, tant pour la formation que pour la recherche. Des liens ont aussi été tissés avec Strasbourg pour la pharmacie et Lyon pour la médecine dentaire, pour le plus grand profit des étudiants. Je suis également heureux que mon amie Françoise Barré-Sinoussi, avec qui j'ai décrit jadis le transfert du virus du sida de la mère à l'enfant, accepte de présider le conseil scientifique de l'UIASS. J'organise avec l'avis de Françoise un forum annuel auquel les meilleurs spécialistes français participent sur des sujets médicaux qui sont particulièrement importants en raison de la fréquence de certaines maladies, mais aussi pour attirer des jeunes vers des sujets de recherche qui pourraient être développés au Maroc. J'apprécie d'autant plus ces échanges fructueux que l'ambiance qui règne entre les acteurs de l'université comme du centre hospitalier est à la fois sérieuse et amicale. C'est ma récompense pour le temps que j'y consacre.

Je suis aussi sollicité par les élèves des anciens chefs de service de pédiatrie qui furent mes collègues. Il s'agit souvent de donner un avis pour un patient atteint d'une maladie complexe. C'est ainsi qu'avec Mohamed Khattab de l'hôpital pédiatrique de Rabat et Abdelaziz Bousfiha de Casablanca, j'ai examiné nombre d'enfants atteints de déficit immunitaire, y compris certains atteints de la maladie de Griscelli… Certains patients souffrant de déficits immunitaires combinés sévères doivent recevoir une greffe de moelle. Les liens établis avec l'UIH ont permis que ces greffes soient maintenant réalisables. Là encore, je me réjouis d'être une sorte de trait d'union entre Necker et le monde pédiatrique du Maroc. Et je reste ainsi bien informé de l'évolution de la médecine et des sciences biologiques.

14
LE SIDA DE L'ENFANT

« Ce n'est pas la souffrance de l'enfant qui est révoltante en elle-même, mais le fait que cette souffrance ne soit pas justifiée. »

Albert Camus

Au début des années 1980 arrive un nouvel interne. Ce jeune homme s'appelle Stéphane Blanche et s'il choisit notre service, c'est avant tout pour l'aspect pédiatrique – il ne semble pas se destiner à l'immunologie. Stéphane prévoit un stage d'internat de six mois à l'UIH… Il restera finalement plus de trente ans ! Aujourd'hui, c'est lui qui dirige l'équipe depuis qu'Alain Fischer lui a laissé les rênes. En quarante ans, le service n'a pas tellement changé, du moins dans la manière de fonctionner. La technologie a permis de créer des chambres stériles qui remplacent avantageusement les bulles, grâce à une pression positive par pulsion d'air stérile – le flux laminaire – pour refouler les éventuelles bactéries qui oseraient s'approcher du malade fragile.

Je m'y rends parfois par surprise et j'assiste aux réunions, silencieux, pour ne pas troubler l'ambiance sérieuse. Il y règne une atmosphère familiale et je m'y sens encore un peu chez moi. Je constate avec satisfaction les immenses progrès réalisés dans le diagnostic et le traitement des maladies immunologiques complexes. À l'aube de ma carrière, une vingtaine de déficits immunitaires héréditaires étaient connus, plus de 320 sont décrits maintenant. Il n'est pas étonnant que je sois un peu perdu parfois, mais je garde le même plaisir d'en savoir plus dans ce domaine qui m'a passionné, je continue de lire les publications, notamment celles des membres de l'équipe actuelle de l'UIH et des laboratoires de l'ancienne unité de recherche.

Très peu de temps après l'arrivée de Stéphane Blanche, est hospitalisé un enfant haïtien aux symptômes inhabituels. Le petit garçon est atteint d'un trouble qui ne ressemble pas aux déficits immunitaires primitifs que nous connaissons et aucun autre enfant de la famille ne semble avoir de maux semblables… Nous écartons la possibilité d'un déficit immunitaire héréditaire pour nous orienter vers une maladie acquise, qui n'aurait rien de génétique. Le sida, ou syndrome d'immunodéficience acquise, est encore mal connu au début des années 1980. Les premiers cas ont été identifiés en France en 1981. Si tout le monde a commencé à entendre parler de cette maladie, aucun cas d'enfant n'a encore été décrit en Europe. Étant donné l'âge du patient, il pourrait s'agir d'une transmission de virus de la mère vers l'enfant.

De nombreux virus peuvent traverser la barrière placentaire et se transmettre ainsi, comme celui de la rubéole ou du cytomégalovirus. Mais le petit Haïtien a été hospitalisé seul, sa mère ne peut donc pas nous renseigner… Nous apprenons qu'elle est soignée à Bichat, un hôpital du nord de Paris, ce qui appuie notre intuition. Nous ne connaissons alors que la forme ultime de cette maladie, le stade le plus dramatique. Avant d'arriver jusqu'à nous, l'enfant a traîné dans plusieurs services, à la recherche d'un diagnostic. C'était aussi cela, le sida, une errance diagnostique. Finalement, nous lançons des recherches biologiques et confions les prélèvements sanguins de la mère et de l'enfant à Françoise Barré-Sinoussi qui venait de découvrir le virus du sida à l'Institut Pasteur. Il s'agira du premier cas de sida chez l'enfant décrit en France, lié à la transmission du virus de la mère à l'enfant. Une publication dans le journal *The Lancet* en fait la description.

Par la suite, Stéphane s'est beaucoup investi pour les patients atteints de cette maladie et sur la question de la transmission mère/enfant. Le service reçoit alors en hospitalisation des tout-petits contaminés *in utero*, dont les états de santé sont acceptables, mais qui peuvent se dégrader à tout moment. Pendant quelque temps, l'ambiance du service change… Enfants de tous pays, les maladies héréditaires ou la leucémie ne sélectionnent pas leurs victimes sur des critères sociaux ! Au début du sida, c'était un peu différent : les premiers enfants contaminés naissent souvent dans des familles toxicomanes. Nous accompagnons ces petits patients de notre mieux, avec le peu d'armes dont nous disposons. D'abord *à mains nues*, puisqu'il n'existe encore aucune thérapeutique pour enrayer l'évolution de la maladie. Très vite s'enclenche un décompte de nouveaux cas dans toute la France. Tous les hôpitaux des grandes villes reçoivent des enfants nés de mamans séropositives.

Stéphane et moi décidons de créer un réseau avec les différentes équipes cliniques qui suivent des femmes et des enfants atteints de sida. Nous découvrons l'intérêt de la recherche épidémiologique qui impacte les recommandations en matière de prévention, de thérapeutique ainsi que les aspects sociaux des maladies. C'est au plus fameux des épidémiologistes, le polytechnicien Daniel Schwartz, que nous nous sommes adressés. Il est le promoteur de l'épidémiologie en France et a formé la plupart des épidémiologistes qui ont œuvré dans l'épidémie du sida et, pour certains, interviennent dans la pandémie de Covid-19. J'ai pour Daniel Schwarz une immense estime. Lorsqu'il a décidé de se retirer, je m'étais permis en tête à tête de lui dire que ce n'était pas l'âge qui comptait mais l'importance de la contribution qu'il pouvait encore apporter à sa discipline. « J'aime tant les rosiers de mon jardin, ils ont aussi besoin de moi », m'avait-il répondu avec une grande sagesse.

Nous tentons de rassembler nos expériences pour améliorer la prise en charge des petits malades et répondre à différentes questions sur la symptomatologie du sida de la mère et de l'enfant, et sur l'incidence de la transmission. Stéphane Blanche s'attelle à la création de ce réseau, avec un petit système de fiches. Très vite, nous passons la vitesse supérieure et créons ensemble un suivi de cohortes qui existe encore aujourd'hui : c'est d'ailleurs à ma connaissance le plus gros réseau épidémiologique sur le sida de l'enfant.

Grâce à l'épidémiologie nous avons pu déterminer que le passage mère enfant approche les 20 %. L'analyse fine des dossiers de patients nous a aussi montré qu'il existait deux formes bien différentes du sida du nouveau-né : l'une sans doute liée à une transmission massive et précoce du virus au fœtus, d'évolution gravissime avec encéphalopathie, l'autre évoluant de façon chronique comme dans la majorité des cas chez l'adulte. Grâce aux recherches épidémiologiques sur le sida, ma vision, jusqu'alors cantonnée aux dimensions de la clinique et de la biologie, s'est considérablement élargie, j'ai pris conscience que les recherches épidémiologiques sont également essentielles pour progresser sur les maladies fréquentes.

Le réseau fonctionne tellement bien que la France a des réticences à se diluer dans un réseau européen, bien en retard sur ces sujets. Finalement, décision est prise de s'allier aux Américains pour unir nos forces et gagner du temps sur l'évolution de l'épidémie. Les États-Unis sont également en pointe sur la maladie, et Stéphane prépare et signe un protocole américano-français. Cette alliance aboutit à une nouvelle extraordinaire : un traitement donné chez la maman protégerait l'enfant ! Il faut bien voir : nous sommes alors en 1994, l'année la plus noire du sida. L'épidémie explose, l'Afrique est massivement contaminée, on prend conscience que certains pays sont ravagés avec 20 % de femmes atteintes… Et aucun moyen d'arrêter cette progression. Mais une expérience à laquelle Stéphane participe activement est mise en place avec des femmes attendant un enfant. Il s'agit d'une étude contre placebo, ce qui est toujours terrible psychologiquement, mais nécessaire pour découvrir l'efficacité du traitement. Lors d'un contrôle de routine, les résultats sont tellement spectaculaires que l'étude est immédiatement arrêtée pour en tirer aussitôt les enseignements : les femmes traitées ne transmettent pas le virus à leur bébé. C'est le premier succès !

S'ensuit un long continuum de progrès. La France a été le premier pays à généraliser le traitement sur des femmes séropositives, puis le reste du réseau a suivi. Il y a quelques années, l'équipe de Stéphane Blanche a été la première à publier un risque de transmission du virus nul observé sur plusieurs milliers de femmes. L'avancée médicale est impressionnante et, à présent, le traitement est d'une grande simplicité, sans complications ni effets secondaires… Aujourd'hui, la forme dramatique du sida qui tuait les enfants en quelques mois n'existe plus. Les mamans séropositives sont traitées et ne transmettent plus le virus à leur fœtus. Et les enfants nés à l'étranger qui contractent la maladie pendant la grossesse parce que la prévention du passage du virus à l'enfant n'a pas été réalisée sont désormais traités et maintenus en bonne santé. On ne trouve plus en France de nouveau cas de sida de l'enfant… Quelle merveille de voir combien la mise en place d'un réseau performant unissant tous les aspects de la recherche clinique, virologique, thérapeutique et plus largement de santé publique a pu enrayer l'évolution terrible d'une maladie mortelle !

Cette épouvantable maladie a provoqué des évolutions sur plusieurs autres aspects. Par exemple, les progrès dans l'éducation thérapeutique, action qui consiste à accompagner les patients et à s'assurer qu'ils suivent leurs traitements concerne de nombreuses maladies chroniques. En effet, il demeure très habituel que les médicaments prescrits soient mal pris, voire omis. Dans ce cas, le médecin peut être induit en erreur, s'imaginer que le médicament ne fonctionne pas et prescrire une autre thérapeutique parfois moins adaptée. Le sida a permis une large prise de conscience de cette problématique. On s'est ainsi aperçu que près de 20 à 30 % des patients ne suivent pas le traitement, même quand celui-ci est facile à respecter. Même quand le malade connaît le virus, les risques et l'action du médicament. Pourquoi ? L'explication est complexe : certaines périodes de la vie sont plus problématiques, comme à l'adolescence par exemple. Mais mis à part ce cas précis, ce comportement demeure très aléatoire et concerne tous les milieux… même si parmi les réticents à prendre leurs médicaments figurent au premier rang les toxicomanes. Nous avons également appris que le bon suivi d'une thérapeutique est plus malaisé quand le traitement est préventif et que le patient ne souffre pas.

Stéphane Blanche me dit combien le sida a favorisé de grandes avancées dans le domaine de l'éducation thérapeutique. Ce qui a été vite appris avec le sida est vrai pour bien d'autres pathologies. Certains traitements sont très techniques, comme les injections d'insuline dans le cas du diabète de type I de l'enfant et de l'adolescent. Pour eux, une éducation thérapeutique est envisagée au sens propre du terme, en organisant une séance de formation pour le patient afin qu'il devienne autonome dans la prise du traitement. Mais quand il s'agit d'un simple comprimé ? Il est alors important de comprendre pourquoi un adolescent refuse de prendre cet indispensable traitement qui pourrait le guérir ou, comme c'est le cas pour une maladie chronique telle que le diabète, suffire à le maintenir en bonne santé. On voit combien il est indispensable pour être efficace de se positionner en aval de la prescription et de ne pas se contenter de sortir son ordonnancier en se désintéressant du patient.

Je me suis retrouvé plusieurs fois en première ligne au cœur de l'épidémie du sida. Un jour, en 1985, je mentionne lors d'une interview au *Figaro* le fait que les enfants séropositifs ou encore peu malades continuent à se rendre à l'école. Pour moi, il n'y a aucune raison que ce virus leur supprime la possibilité d'être scolarisé ! Le lendemain, le quotidien sort en gros titre : « Le Pr Griscelli déclare que 30 enfants atteints du sida fréquentent les écoles françaises ». Mon téléphone n'arrête plus de sonner, des journalistes de tous les médias veulent me questionner à ce sujet. Je suis dépassé par la situation, que je considère comme très abusive. Je répète à tous que le risque de contamination est inexistant, dans la mesure où le virus n'est pas transmissible par la salive. J'avais déjà accepté de nombreuses interviews avec des journalistes de presse écrite, de radio ou de télé de grande qualité, soucieux de délivrer une information juste, que ce soit sur les greffes de moelle ou sur la maladie de Griscelli. Et là j'étais choqué que l'on puisse ainsi alarmer le lecteur ou l'auditeur sur le prétendu risque que ferait peser la présence de ces enfants dans les écoles. Je me souviens des méfaits de ces annonces erronées... J'ai récemment pensé à cet épisode en constatant combien une certaine presse alimente des informations incertaines mais alarmantes ou choquantes concernant le Covid-19. Ces annonces douteuses ou contradictoires sur des aspects médicaux ou scientifiques de la pandémie ont eu des retombées délétères décuplées par rapport à celles que j'ai connues grâce aux réseaux sociaux, en favorisant un esprit de conspirationnisme devenu viral.

J'ai un autre souvenir douloureux lié au sida. Il se déroule quelques années plus tard, en 1995, alors que je suis maire-adjoint de Jean Tiberi chargé des affaires de santé. L'épidémie du sida est l'une de nos principales préoccupations : je crée le bus des femmes, un centre de dépistage mobile destiné aux prostituées, je participe au lancement des centres de dépistages anonymes proposés par Michèle Barzach... Nous imaginons aussi les appartements thérapeutiques, des logements attribués par la mairie de Paris à des sidéens en cours de traitement. Cela offre la possibilité à ces malades de vivre un quotidien plus acceptable en étant suivis en hospitalisation à domicile. À l'époque, cette idée me vaut des réactions très diverses : on m'a d'abord beaucoup flatté puis critiqué… Nous installons des personnes dans la quarantaine d'appartements disponibles, mais très vite le manque de place se fait sentir. La demande est forte et je ne parviens pas à obtenir davantage de logements auprès de la mairie. La pression monte, sans que je trouve un moyen de répondre au besoin… Un jour, une manifestation s'organise devant la mairie de Paris. Elle est composée des membres d'Act-Up, une association de patients connue pour ses actions violentes. Je sais qu'ils sont là pour réclamer des appartements thérapeutiques et je décide de les recevoir. Les manifestants montent jusqu'à mon bureau et très vite notre discussion tourne court. Les insultes fusent. Je suis complètement dépassé par cette situation, sentant la colère bouillir en moi. Finalement, j'explose ! Je leur fais savoir qu'ils ne sont pas les seuls à tenter de lutter contre la mort. Que je m'y emploie depuis longtemps, que je connais la terrible sensation d'impuissance quand la mort est inéluctable, que je sais l'injustice de perdre ces batailles. Je regarde ces jeunes gens malades, leurs visages haineux mais je vois aussi ce chagrin immense que nous partageons. C'est une scène terrible. Je les comprends et je suis furieux d'être placé dans le camp adverse. C'est la première fois que je me sens perçu comme un politique et pas comme un médecin.

Le lendemain, nouveau coup dur en sortant de chez moi : les murs de l'entrée de l'immeuble au niveau du portail sont tapissés d'affiches où l'on peut lire « Griscelli, assassin » en grosses lettres noires. Je suis très peiné par cette accusation, tellement injuste… Devant l'hôpital Necker, je retrouve les activistes qui distribuent des tracts à toutes les personnes qui entrent dans le bâtiment. Heureusement, les familles de mes patients ne prêtent aucune attention à cela.

C'est ce genre d'expérience qui me laisse penser que si j'avais le choix de revivre ma vie, je ne referais certainement pas de politique. J'en ai connu les maux !

15
TOUJOURS À LA RECHERCHE DE NOUVEAUX TRAITEMENTS POUR L'ENFANT MALADE

« Le mot progrès n'aura aucun sens tant qu'il y aura des enfants malheureux. »

ALBERT EINSTEIN

Arrivée deux ans après moi à l'UIH, Anne-Marie Prieur a vu bifurquer son parcours. Attirée par l'hématologie pendant son internat, elle s'est intéressée de plus en plus à l'immunologie au fil du temps, puis à la rhumatologie ou plus précisément aux maladies inflammatoires avec atteintes articulaires. Pierre Mozziconacci avait beaucoup travaillé sur le rhumatisme articulaire aigu, une complication liée à un type de streptocoque très sensible à la pénicilline et maintenant quasiment disparu, puis sur le rhumatisme chronique au mécanisme plus complexe dû à une altération immunologique de cause encore inconnue. Lors de son départ à la retraite, je prends la direction du service et c'est Anne-Marie Prieur qui se charge de ces patients et devient l'une des spécialistes les plus connues au monde des rhumatismes inflammatoires.

La rhumatologie est une discipline complexe. Pour schématiser, il s'agit de pathologies qui ont en commun des manifestations inflammatoires liées à des perturbations, pour des raisons encore incertaines, du système immunitaire qui s'emballe et provoque des lésions très douloureuses à prédominance articulaire. Il peut s'agir de l'atteinte d'une seule ou de plusieurs articulations ou encore d'une polyarthrite très inflammatoire marquée par de fortes poussées fébriles. Comme ces pathologies impliquent différentes spécialités médicales, il a fallu créer, avec Anne-Marie, une équipe transdisciplinaire spécialisée dans la prise en charge de ces enfants.

Pendant longtemps nous n'avions que très peu d'armes pour nous battre contre ces maladies. Seulement des anti-inflammatoires d'efficacité modeste et des corticoïdes efficients mais mal tolérés à long terme. Les complications des corticoïdes sont sévères : arrêt de la croissance, obésité, risque d'ostéoporose avec fractures… C'est en tâtonnant que nous sommes parvenus à élaborer de nouveaux traitements. Certes, il y avait un aspect *apprenti sorcier* dans nos méthodes, mais nous étions poussés par la nécessité de soulager la souffrance des enfants. Différents traitements, pas toujours efficaces, ont été essayés. Ils nous ont menés, pas à pas, à la thérapeutique dont nous disposons aujourd'hui.

Impossible de parler de médicaments sans mentionner les laboratoires pharmaceutiques, acteurs indispensables à la pratique de la médecine. Des progrès thérapeutiques considérables ont été réalisés ces cinquante dernières années et particulièrement en hématologie et en immunologie. Pour les maladies inflammatoires comme la polyarthrite rhumatoïde, la compréhension des mécanismes qui aboutissent à l'inflammation ont permis la production de nouveaux médicaments. Ce sont des armes remarquablement efficaces même si elles sont difficiles à manier. Un exemple qui me tient à cœur est celui de la protéine appelée TNF-alpha. Anormalement produite en excès, elle est en grande partie responsable des phénomènes inflammatoires. Il existe aujourd'hui des médicaments produits *in vitro* capables de reconnaître la protéine TNF-alpha et de l'inhiber. J'ai activement participé au développement de l'un de ces anticorps-médicaments lors de mes activités dans le laboratoire Wyeth. J'ai souvent pensé à Claire, cette petite fille recroquevillée dans son lit qui a joué un rôle certain dans ma vocation d'immunologiste pédiatre. Elle aurait pu, si elle était née un peu plus tard, bénéficier de ces nouvelles thérapeutiques... C'est ainsi que dans les fonctions que j'ai exercées loin de l'hôpital, j'ai toujours gardé vive la proximité avec le malade.

Les progrès les plus spectaculaires ont été réalisés pour l'hémophilie. Cette maladie héréditaire, sans doute la plus anciennement connue, offre le plus bel exemple d'une collaboration réussie entre la médecine de pointe et le monde de l'industrie pharmaceutique.

Dans un autre domaine, si la première rémission d'une leucémie aiguë a été obtenue en 1947 par Jean Bernard et

Marcel Bessis grâce à une exsanguino-transfusion d'un enfant, qui permet le remplacement d'une grande partie du sang d'un individu, ce sont les chimiothérapies qui ont obtenu les premières guérisons – celles-ci avoisinent aujourd'hui 50 % des leucémies aiguës. C'est un long chemin fait d'essais thérapeutiques appliquant des associations de différents antimitotiques qui a conduit à ces résultats, même s'ils sont encore loin d'être satisfaisants. La collaboration entre les laboratoires pharmaceutiques et les cliniciens a été exemplaire : l'un après l'autre, ces essais ont permis des progrès qui se poursuivent aujourd'hui grâce à la coopération entre la recherche publique et l'industrie thérapeutique.

On sait combien les effets indésirables des chimiothérapies anticancéreuses sont nombreux et pas forcément évitables... Dans la leucémie de l'enfant s'ajoutent des risques supplémentaires : troubles cardiaques, rénaux, auditifs et des risques de stérilité. C'est dire l'importance du suivi à long terme !

On l'a vu, les défauts de l'immunité entraînent des infections répétées. Lorsque les immunoglobulines qui portent la fonction anticorps sont anormalement basses, ce sont les injections régulières qui protègent l'enfant. Cela représente une réelle contrainte pour le patient, mais les informations données à la famille sur l'importance de cette prévention aident l'enfant à accepter ce traitement à vie, d'autant que les effets secondaires sont quasiment nuls. Je me souviens de la jeune Malika, qui vient d'une petite ville au sud d'Oran en Algérie. Une enfant d'une douzaine d'années, adorable et intelligente. Elle se distingue par un curieux mélange de deux attitudes : elle semble à la fois accepter sa maladie comme une décision de Dieu, mais souhaite pourtant la combattre avec nous. Pendant trois mois, elle restera en France, souvent hospitalisée ou logée dans des familles qui l'accueillent. Son état s'améliore progressivement grâce aux injections de gammaglobulines et aux antibiotiques adaptés et de longue durée, jusqu'à ce que son retour en Algérie devienne possible. Durant les deux années qui ont suivi, nous avons régulièrement de ses nouvelles, jusqu'à ce que cela cesse. C'est alors que nous apprenons son décès... En Algérie, les immunoglobulines sont à l'époque chères et parfois inaccessibles pendant quelques semaines... Je garde un souvenir douloureux de cette histoire vieille de plus de 30 ans. Tant d'efforts pour sauver cette jeune enfant, ruinés par le manque d'un médicament essentiel pour elle...

Cette histoire me rappelle celle de ce jeune marocain d'une dizaine d'années atteint de diabète. Je le remarque un jour dans l'un des services de pédiatrie de Rabat dirigé par un ami, le professeur Moulay Tahar Larech. Lors de l'une de mes visites, je vois un jeune enfant d'une dizaine d'années, Mohammed, aux yeux brillants et malicieux traduisant une intelligence évidente. Son diabète est de type 1, donc héréditaire. Comment sera-t-il traité ? L'insuline lui sera administrée au dispensaire d'un village du Moyen Atlas, situé à 3 kilomètres du sien. Son père a un âne, qu'il prendra pour s'y rendre. Six mois plus tard, je prends des nouvelles du petit diabétique, qui va très bien. La fois suivante, je m'intéresse à nouveau au garçon et j'apprends qu'il est décédé. Qu'est-il arrivé ? L'âne est mort...

On voit combien cette inégalité des chances de survie face à une maladie chronique est grande, un rien peut suffire pour que tout bascule. Si les risques thérapeutiques ne sont pas toujours évitables, une observation attentive et continue permet au moins d'en limiter les effets.

J'ai le souvenir d'un drame survenu lorsque j'étais interne dans le service de Jean Bernard à Saint-Louis, en 1965. Une jeune femme apparentée au président René Coty est atteinte d'une soudaine agranulocytose caractérisée par un défaut de production d'un type de globules blancs, les polynucléaires essentiels dans la lutte contre les bactéries qu'ils phagocytent. La cause est incomprise jusqu'au moment où l'on apprend que pour calmer des douleurs menstruelles, il lui a été prescrit un médicament aux vertus antalgiques, le Pyramidon®, connu pour entraîner parfois de tels désordres hématologiques. Le décès par septicémie de cette jeune femme m'a beaucoup ému. Jean Bernard décide de demander très vite, et à juste titre, l'arrêt de la commercialisation du Pyramidon® malgré son intéressant effet antalgique. Trop de drames ont été découverts tardivement : celui de la Talidonide® qui, donné à une femme enceinte, peut entraîner des anomalies de développement des membres du fœtus ; l'effet délétère de la Dépaquine® sur le développement cérébral lorsqu'il est prescrit pour une épilepsie à une femme enceinte ; ou encore les anomalies cardiaques mortelles ou invalidantes provoquées par le Mediator®.

Je veux m'arrêter ici sur cette affaire. J'ai eu à conseiller les laboratoires Servier à partir de 2001, non pas sur le développement de médicaments, mais sur la modernisation des activités de recherche. Ce travail s'effectuait en relation étroite avec les équipes de recherche de l'Inserm dont je connaissais les orientations et les compétences.

Je suis pédiatre et le Mediator® n'a jamais été prescrit chez l'enfant. Je n'ai connu l'existence de ce médicament que lorsque le drame a été révélé par la presse, à la suite de l'alerte lancée par la pneumologue Irène Frachon. Mais à l'occasion du rapport de la mission commune d'information du Sénat, la sénatrice Marie-Thérèse Hermange, que je connais bien, m'a demandé de l'éclairer sur certains points qui lui posaient des difficultés de compréhension. Elle s'étonnait par exemple que l'étude épidémiologique, qui révélait que l'on pouvait craindre 500 à 2000 décès liés à une atteinte cardiaque provoquée par la prise du médicament, soit critiquée par un cardiologue reconnu qui considère que la méthode appliquée à l'étude est incertaine parce que fondée sur des informations qu'il jugeait peu fiables. La sénatrice s'étonnait aussi qu'une épidémiologiste renommée émettait aussi des doutes sur la méthodologie. Ensemble, nous nous sommes interrogés afin de comprendre pourquoi le Mediator® avait été retiré du marché, deux ans avant qu'éclate l'affaire, en Espagne et en Italie et pas en France, et sur le rôle de l'Agence nationale du médicament et le fait que les agences de chaque pays européen ne collaborent pas entre elles. Notre discussion n'a porté que sur les aspects scientifiques et sur les démarches qui devraient être mises en place pour éviter de tels drames. En éclairant Marie-Thérèse Hermange sur les questions scientifiques et de simple bon sens, je n'avais eu aucunement l'intention de l'influencer. Le rapport a été accepté à l'unanimité des membres de la mission commune d'information du Sénat.

Au cours de nos discussions, j'ai appris l'abattement de mon ami Jean-Philippe Séta, second des laboratoires Servier, et j'ai cru bon de lui téléphoner pour tenter de l'apaiser. Bien mal m'en a pris : Jean-Philippe était sur écoute téléphonique... Alors que je cherchais à adoucir son désarroi, mes propos ont été indûment compris comme des promesses de tentatives pour faire modifier le rapport en réduisant la responsabilité des laboratoires Servier. Mais je fais confiance à la justice, en espérant qu'elle reconnaîtra que telle n'était pas mon intention. Il s'agissait pour moi de réconforter un ami en lui disant les mots qui l'apaiseraient.

16
UNE FONDATION POUR RENDRE LE SÉJOUR DE L'ENFANT À L'HÔPITAL MOINS PÉNIBLE

« Aimer c'est forcément être optimiste. »

Bernadette Chirac

Le train, tout décoré de jaune, s'apprête à quitter la gare de Nice. À son bord, une voiture est dédiée à la collecte des tirelires. Dans les gares visitées, le long du parcours jusqu'à Paris, les enfants pourront profiter d'un goûter et des nombreuses animations prévues pour l'occasion. Déjà trente ans depuis la première collecte des pièces jaunes ! Pour célébrer cet anniversaire, la fondation a prévu en 2019 de relancer le train mythique qui a traversé le pays pendant 10 ans. C'est Didier

Deschamps qui est le parrain de l'opération cette année-là. Que d'avancées ont été permises par cette opération, en trente ans !

Tout commence en 1989, quand je rencontre Jean Choussat, tout juste nommé directeur général de l'Assistance publique - Hôpitaux de Paris (l'AP-HP). Le directeur de Necker, qui l'accompagne dans une visite de l'établissement, a choisi de lui faire découvrir l'UIH pour nourrir sa curiosité au sujet des bébés bulles. D'une grande intelligence et d'un humanisme sans limites, Jean Choussat est un homme remarquable. Ancien inspecteur général des finances, il est marié à une Algérienne et nous partageons un rapport très amical avec l'Afrique du Nord, bien loin du stéréotype du détestable colon qui m'horripile. À son arrivée à l'UIH, nous parcourons le service, passons devant la chambre transformée en salle de classe, croisons des enfants vêtus – et pas en pyjama. Jean Choussat s'étonne, pose des questions. Il est tout à fait réjoui par cette ambiance. « C'est vous qui avez inventé tout cela ? » me demande-t-il. Je lui explique mon envie de médecine globale, le respect de mes petits patients et mon souhait de les voir s'épanouir autant que possible dans un quotidien à l'hôpital. Jean Choussat me quitte, ravi de sa visite. Dès la semaine suivante, mon téléphone sonne : « J'ai l'intention de créer une fondation, est-ce que vous voudriez m'aider ? » J'ai aussitôt accepté parce que je voyais là la possibilité de favoriser une attitude plus humaniste dans le monde hospitalier, en tout cas dans les services de pédiatrie de l'AP-HP.

Nous sommes une vingtaine de personnes à participer à la première réunion, dont le professeur Jean-François Hirsch, créateur du premier service de neurochirurgie pédiatrique à l'hôpital Necker, Patrice Corbin de la Cour des comptes, secrétaire général de l'AP-HP à l'époque, ou encore Michel Prada, un énarque inspecteur des finances. De nombreux médecins sont présents et la plupart proposent que cette nouvelle fondation œuvre dans le domaine de la recherche. Moi qui suis souvent le premier à soutenir la recherche, je ne crois pas en cette idée. Il me semble que ce n'est pas la vocation première de l'AP-HP et, à mon avis, si Jean Choussat m'a invité à cette réunion, c'est parce qu'il a apprécié l'humanité ambiante dans mon service. J'évoque ce que nous pourrions faire, ensemble, pour améliorer la qualité d'hospitalisation des enfants... Mon propos semble froisser plusieurs personnes présentes, et pour cause ! Il est clair que certains sont venus dans l'espoir de trouver quelques moyens supplémentaires pour financer leur sujet de recherche... Finalement, c'est Jean Choussat qui tranche en faveur de l'humanisme hospitalier et me propose la présidence.

La fondation est lancée ! En réalité, il s'agira pendant plusieurs années d'une simple structure associative. Dans quel sens nous diriger pour démarrer ? Il semble que les fondations ne manquent pas en France et la première difficulté est de trouver des donateurs. Me revient alors en mémoire des souvenirs américains et les fameuses collectes dans les rues new-yorkaises, la « March of dimes » – le « *dime* » étant la pièce de 10 cents. Il s'agit d'une campagne constante de levée de fonds basée sur la collecte de ces pièces de toutes petites sommes, mais en très grand nombre. J'avais été conquis par cette idée à New York et j'imagine que nous pouvons nous en inspirer pour la fondation. L'idée fait son chemin et, très vite, c'est décidé : nous collecterons les centimes qui alourdissent les porte-monnaie des gens. Et puisque nos centimes sont jaunes, le nom est tout trouvé – ce sera l'opération Pièces Jaunes !

Ensuite, tout se met en ordre : Coca-Cola nous offre un million de francs, qui nous permettront de concevoir et de créer les petites tirelires en carton nécessaires à la collecte ; de nombreux journaux nous soutiennent, en premier, *La Croix* du groupe Bayard presse et la revue *Okapi* qui intègre une tirelire pliable dans ses pages. Pour communiquer sur l'opération, je compte beaucoup sur les médias. D'abord sur la journaliste télé Martine Allain-Regnault, mais elle ne croit pas au succès de la fondation, puis avec l'aide de la productrice Anne Barrère, grâce à qui nous obtenons le partenariat avec TF1 et du même coup RTL. Je connaissais bien Anne que j'avais vue tant de fois à Necker avec l'ancien journaliste de TF1, Robert Namias. Se pose alors la question de la récolte des tirelires : où ramener l'argent une fois que la tirelire est pleine ? C'est un vrai casse-tête. Il nous faut une enseigne présente sur tout le territoire, publique si possible et d'accord pour se prêter au jeu… Cela laisse deux solutions : la Poste, encore largement représentée dans les communes, ou les mairies. Mais je souhaite que les Pièces Jaunes soient complètement neutres politiquement… Ce sera donc la Poste. Il me faudra cinq visites en plus de six mois pour convaincre le comité d'entreprise de nous aider. Finalement, ils sont encore des partenaires de choix trente ans plus tard ! Un dernier problème reste à résoudre : comment évaluer les montants des dons en pièce jaunes ? Si l'opération fonctionne, les petites pièces vont rapidement se peser en tonnes… La réponse nous viendra de la Banque de France, qui accepte de s'occuper du comptage. L'ensemble du circuit est donc résolu en quelques mois. Les tirelires, une fois remplies de pièces jaunes, sont données aux bureaux de poste qui remettent les sacs à la Banque de France, laquelle compte avec des machines le nombre de pièces et fait à la Fondation chaque année un chèque correspondant à l'ampleur de la collecte.

La première année, sans doute poussé par mon côté scientifique, je décide de tenter un essai de manière expérimentale et de débuter sur une zone test : l'Île-de-France. Très vite, nous nous apercevons que la collecte plaît. La *première* est une réussite. Face à ce succès, je pense, avec ceux qui m'accompagnent et l'aide d'une société de communication, que la collecte pourrait être étendue à toute la France. J'organise alors une réunion dans mon service à Necker, avec une vingtaine de chefs de services de pédiatrie des hôpitaux universitaires de France. Ils veulent tous participer à l'organisation de la collecte dans leur région un peu comme des *ambassadeurs* de la fondation. Tout le monde est enthousiaste, l'idée se répand, TF1, RTL, Bayard Presse, La Poste et la Banque de France pour ne citer que les principaux, donnent leur accord et, dès l'année suivante, l'opération Pièces Jaunes devient nationale.

Très vite, les premiers dons tombent. Reste à décider ce qui, dans notre liste de priorités, est le plus urgent ! Tout est à faire, car la plupart des services de pédiatrie en France sont loin d'être dotés des moyens de prendre en compte le confort de l'enfant hospitalisé et de sa famille. Nous commençons par leur demander d'identifier leurs propres besoins et de solliciter un financement auprès de la fondation. C'est ce que l'on nomme le « bottom-up » – du bas vers le haut – et cela fonctionne comme un appel d'offres : un comité d'évaluation composé de 20 personnes – médecins, infirmiers et directeurs d'hôpitaux – étudie les projets proposés par les services et valide ou non selon la qualité du projet et les possibilités de financement. Les premières années, les demandes concernent avant tout des postes de télévision, des jouets, des salles de loisirs, des décorations. Autant de choses qui permettent à l'enfant hospitalisé de retrouver un peu de ce qu'il a chez lui, de réduire son sentiment d'isolement et de lutter contre l'ennui.

Mais, très vite, nous sommes victimes de notre succès et certaines demandes sont trop coûteuses. Pourquoi ne pas imaginer que les sommes octroyées soient un cofinancement ? Pour satisfaire tout le monde, il nous faut partager les budgets : pour les grosses demandes, la fondation financera la moitié et l'autre moitié restera à trouver par le demandeur et la direction de l'hôpital. La fondation peut ainsi continuer de financer les petits projets, de 2 000 ou 3 000 euros par exemple.

La fondation s'inspire aussi du fonctionnement que l'on connaît dans le monde de la recherche et qu'on appelle « top-down » : des actions incitatives menées par la Fondation. Nous lançons d'abord une réflexion autour des « maisons des familles », sortes d'hôtels familiaux permettant aux parents de séjourner à proximité de leurs enfants. L'idée nous vient de Daniel Alagille, l'un des pionniers en la matière, qui avait imaginé un lieu où les familles puissent dormir dans l'hôpital Bicêtre pendant l'hospitalisation de leurs enfants. J'avais trouvé ceci assez formidable. Après notre appel, les candidatures affluent très vite et la première maison est ouverte à Necker, cofinancée par l'Ordre de Malte, puis dans d'autres hôpitaux partout en France. Cet hébergement est parfait pour les familles vivant aux quatre coins de la France, forcées de résider dans une ville le temps de l'hospitalisation de leur enfant. Mais dans certains cas, cela ne suffit pas. Les petits atteints de maladies graves ont besoin d'être aux côtés de leurs parents jour et nuit... Pour cela, nous favorisons la création des chambres spéciales parent-enfant où le père ou la mère peut dormir sur un lit, plutôt que de rester toute la nuit à veiller dans un fauteuil. Et puis cela s'enchaîne : bibliothèques, salles de jeux, etc. Nous nous inspirons de « l'espace plein-ciel » que j'avais imaginé pour Necker, en remplaçant l'animalerie du bâtiment Robert Debré par une salle de loisirs. Cette animalerie au 4e étage était un espace que je trouvais assez immonde. Et les animaux élevés pour la recherche – une brebis, des souris, des lapins, des coqs – empruntaient le même ascenseur que les malades et le personnel ! Malgré les réticences de certains, je décide de transformer cela. Un baby-foot, une table de ping-pong, une petite cuisine, des livres, des jeux, un piano, un karaoké, un animateur dévoué à distraire les enfants... Cela a commencé par surprendre, cette grande salle de jeux commune à tout Necker. Mais nous avons fait des heureux !

La fondation Hôpitaux de Paris commence à me prendre beaucoup trop de temps. Chef de service de l'UIH et directeur de l'unité de recherche de l'Inserm, l'opération Pièces Jaunes empiète sur mes activités médicales et de recherches... Il me faut un successeur à la présidence de la Fondation : quelqu'un de sensible à cette cause, qui soit capable de diriger le mouvement en lui donnant une couleur, un ton qui lui soit propre. Un nom me vient assez vite en tête... Je connais Bernadette Chirac, qui est très proche du monde hospitalier. La maladie de sa fille, Laurence, a sans doute renforcé son empathie pour les jeunes patients. C'est une femme qui ne laisse pas indifférent.

Intelligente, intuitive et sérieuse, elle est tout sauf superficielle. Je vois en elle la grande patronne de la Fondation qu'elle deviendra. Lors de notre rencontre organisée par une amie commune, Marie-Thérèse Hermange, je lui parle de notre travail et lui explique que j'ai pensé à elle pour y participer.

« Avec plaisir, mais à quelle place ?

– Il n'y en a qu'une, et c'est la mienne. »

Je lui propose de lui confier la présidence et de devenir vice-président pour l'épauler. Nous sommes en 1994, le conseil d'administration élit Bernadette à l'unanimité. C'est ainsi que nous avons travaillé ensemble un quart de siècle. Son intuition, sa bonne perception du monde hospitalier et son opiniâtreté ont fait avancer les axes nouveaux soutenus par la fondation. Je dois dire qu'à l'exception de quelques minimes désaccords, nous nous sommes parfaitement entendus. La seule durée de notre collaboration, vingt-cinq années, en est la preuve. Quand Bernadette Chirac est devenue la première dame de France, j'avoue avoir alors pensé qu'elle n'aurait pas le temps et peut-être même plus le goût de poursuivre ses activités au sein de la fondation. Bien au contraire, elle s'est encore plus investie, aidée par ses conseillers. La Fondation Hôpitaux de Paris (HP) devient la Fondation Hôpitaux de Paris-Hôpitaux de France. C'est légitime car nous collectons les pièces jaunes dans toute la France et parce que notre présidente est aux côtés du président de la République.

L'une de nos premières priorités communes sera de lutter contre la douleur de l'enfant, car il est évident que favoriser le bien-être commence par le contrôle de la souffrance. À cette époque apparaissent les pompes analgésiques autocontrôlées, qui permettent de s'auto-injecter de toutes petites doses de morphine chaque fois que la douleur apparaît. Ces machines deviennent rapidement indispensables, notamment dans les services de cancérologie. Bernard Kouchner, alors ministre de la Santé, accepte d'équiper les hôpitaux *pour adultes* avec ces pompes analgésiques et la Fondation prendra en charge les services pédiatriques. Finalement, plus d'un millier de pompes sont offertes dans toute la France, chacune coûtant environ 3 000 euros.

Au départ, l'opération Pièces Jaunes, et plus largement la Fondation Hôpitaux de Paris, est exclusivement tournée vers l'enfant. Au fil du temps, Bernadette Chirac souhaite élargir ses horizons et pense à la gériatrie. Elle se rend fréquemment dans des hôpitaux de personnes âgées et décide d'en faire notre nouvelle cause. Nous pourrions partager les recettes des Pièces Jaunes, mais nous ne voulons pas faire « l'enfant pour les grands-parents ». La campagne que nous lançons est entièrement dédiée aux aînés et s'appelle « Plus de vie ». Malheureusement, les dons sont bien plus difficiles à obtenir pour cette cause que pour celle des enfants… Chaque année, une émission télévisée animée par Michel Drucker est consacrée à l'obtention de dons. Malgré tout, on peine à récupérer un peu plus d'un million d'euros… Ce qui est très peu comparé aux besoins. Heureusement, entre les legs des particuliers et les dons des partenaires et mécènes, le budget annuel s'élève à 9 millions d'euros, ce qui permet de poursuivre les deux principales actions pour l'enfant et pour la personne âgée. Avec l'opération « Plus de vie », nous finançons des décorations et l'installation de salons pour que les familles puissent faire venir leurs proches. Nous achetons également ce qui manque aux équipes de soins, comme par exemple des matelas anti-escarres et, afin de permettre de temps en temps une évasion, nous acquérons des minibus pour organiser des sorties.

La fondation a été de succès en succès, et nous avons pu accomplir de grandes choses. J'ai parfois regretté certaines médisances relatées par la presse. Un jour, par exemple, notre parrain, le grand judoka David Douillet, est arrêté pour excès de vitesse. Il est au volant d'une Porsche et, aussitôt, la rumeur court que cette automobile provient de l'argent des Pièces Jaunes. C'était faux, bien sûr, et totalement répugnant de prétendre une chose pareille ! De la même manière, on a pu entendre que Bernadette Chirac profitait de la collecte pour se rendre dans les plus beaux hôtels de France en dépensant l'argent collecté. Alors qu'elle était logée dans les chaînes Mercure ou Ibis où je dormais aussi. Bien sûr, il a aussi été dit que la fondation avait profité politiquement à son mari, que son engagement avait aidé Jacques Chirac à être élu de justesse au second tour pour son deuxième mandat. Quoi qu'il en soit, je suis surtout persuadé que Bernadette, politique dans l'âme, a éclairé son mari par son intelligence et son intuition.

Un autre de nos grands alliés est Patrick Poivre d'Arvor. Pendant mes années de présidence, je me charge de lancer la collecte par un message au journal de 20 heures de TF1. C'était la meilleure manière d'informer des besoins des services de pédiatrie en France pour améliorer les conditions de vie de l'enfant et de sa famille. Comme avec cette école à l'hôpital qui permet de réduire les conséquences d'un absentéisme scolaire, afin qu'une deuxième peine ne vienne pas s'ajouter à la maladie. Il y a encore tant à faire et c'est ce que je raconte au 20 heures. Pendant des années, Bernadette Chirac sera immanquablement au 20 heures de TF1 de Patrick Poivre d'Arvor et même après qu'il a quitté la chaîne. Elle servira la fondation par son aura et son aplomb croissant. Patrick Poivre d'Arvor est quelqu'un de très sensible et il a connu un événement tragique : l'une de ses filles, Solenn, alors étudiante, s'est suicidée en se jetant sous un métro. Elle avait des troubles psychologiques caractérisés par une anorexie mentale... Ce drame a conduit son père à confier son chagrin dans des ouvrages racontant l'histoire de Solenn et son deuil, comme *Lettres à l'absente* et *Elle n'était pas ici*. Le journaliste demande un jour à me voir à Necker. Il vient offrir à la Fondation les droits d'auteur de ses livres, à la seule condition que je ne le dise à personne. Toutes ces années, j'ai gardé le secret par respect pour sa pudeur, mais aujourd'hui, je trouve juste que l'on connaisse sa générosité. La maladie de sa fille, Solenn, est aussi ce qui le reliait aux Chirac. Comme lui et son épouse, le couple Chirac est très affecté par l'état de santé de leur propre fille, Laurence. Jacques Chirac avait confié au journaliste Pierre Péan que la maladie de sa fille était « le drame de sa vie ». Quant à Bernadette Chirac, elle a cette sensibilité particulière pour la pédopsychiatrie. Assez vite, la nouvelle présidente annonce sa décision de créer un établissement à destination des adolescents en souffrance.

Quand on lance ce genre de projet, la première question qui se pose souvent est celle du lieu : cette maison doit trouver sa place à Paris, à proximité d'un hôpital puisqu'il s'agit en fait d'un service de pédopsychiatrie... Mais où ? Necker n'a pas d'espace disponible pour des extensions. On évoque l'hôpital

Trousseau, mais je le pense un peu excentré. Soudain, c'est une évidence : la maison des adolescents a toute sa place à l'hôpital Cochin à Port-Royal, dans le 5e arrondissement, en face du Val-de-Grâce. Le travail peut commencer. Les sujets ne manquent pas, puisque tout est à imaginer : les matériaux, les couleurs, l'architecture…

Bernadette et moi travaillons main dans la main. Elle prend en charge le « contenant », et moi le « contenu ». Notre bonne entente est nécessaire. Il est en effet important de considérer les choses dans leur ensemble quand il s'agit d'architecture et particulièrement dans ce cas, car la prise en charge des adolescents ne sera pas seulement médicale, mais aussi psychologique et sociale. Nous imaginons un bâtiment tourné vers la ville plutôt que vers l'hôpital, un lieu qui ne soit pas cerclé de hauts murs, comme c'est souvent le cas des bâtiments de santé. Un jeune en mal-être doit oser pousser la porte quand il en ressent le besoin, de jour comme de nuit. Une salle de danse, de musique et tout un accompagnement autour de l'art et de la littérature viennent compléter le projet. Il nous faut aussi trouver un nom à ce lieu. Plutôt que de choisir le patronyme d'un médecin célèbre comme c'est parfois le cas, nous cherchons quelque chose de plus intime. C'est Bernadette qui propose « La Maison de Solenn », en hommage à la fille de Patrick Poivre d'Arvor.

Bien sûr, je suis chargé de réfléchir à la partie médicale et à la constitution de l'équipe. Il nous faut une personne pour la diriger. Nous nous inspirons du fonctionnement de la Maison de l'Adolescent du Havre créée en 1999 et dirigée par le psychiatre Alain Fuseau. Il se trouve que Bernadette Chirac a rencontré Marcel Rufo lors d'une visite du centre de pédopsychiatrie à Marseille. Le garçon, intelligent et plutôt original, l'a convaincue. Ce pédopsychiatre très médiatique est connu pour le mélange de décontraction et de rigueur avec lesquelles il aborde la maladie psychiatrique. Pour compléter le service, j'insiste pour qu'une unité de recherche ait aussi sa place. C'est Bruno Falissard, ce polytechnicien et excellent pédopsychiatre qui dirigera l'unité de l'Inserm spécialisée dans les troubles du comportement alimentaire. Ainsi, nous avons clinique et recherche réunies dans les mêmes lieux. Peut-être les relations auraient-elles pu être plus fortes entre ces deux univers ? On pouvait aller plus vite et plus loin ! Mais je me félicite que nous ayons pu réunir, une fois encore, ces deux mondes interdépendants dans un lieu dédié au bien-être des adolescents. Quelques années plus tard, Marcel Rufo décide de retourner à Marseille. J'ai contacté et reçu la plupart des pédopsychiatres de France, et c'est Marie-Rose Moro que nous avons choisie pour lui succéder, avec l'accord du doyen et de la direction de l'Assistance publique. La Maison de Solenn continue d'avoir une activité remarquable tant en hospitalisation qu'en consultation et les demandes de prises en charge sont plus nombreuses que ce qu'il est possible d'honorer.

Pour Marie-Rose Moro, il est nécessaire d'adapter la Maison de Solenn au soin, en transformant un local en hôpital de jour. Ainsi, le suivi sera plus complet : pour le jeune patient, il sera possible de venir en consultation dans ce service pour la journée, ou pour de plus longues durées dans l'un des 20 lits prévus pour l'hospitalisation. Entre-temps, Patrick Poivre d'Arvor est devenu le président du Comité des Amis de la Maison de Solenn. Il me questionne un jour sur les actions possibles pour améliorer les hôpitaux psychiatriques en général et la Maison de Solenn en particulier. Aussitôt, je pense à une bourse d'études comparable à celle qui a financé mon année de recherche aux États-Unis. « Si je n'avais pas eu cette bourse, je ne serais pas là avec vous. C'est ce qui a permis tout ce que j'ai fait par la suite. Je vous propose des bourses de la fondation en partenariat avec l'Inserm. » Mon idée est la suivante : nous financerons des bourses dédiées à la recherche en pédopsychiatrie fondées sur des projets précis. Les spécialistes de l'Inserm pourront nous aider à évaluer les dossiers et à sélectionner les candidatures les plus adéquates.

Le ministère de la Santé a fait sienne cette action. La Maison de Solenn de l'hôpital Cochin, après celle du Havre, a précédé la création de nombreuses autres maisons des adolescents dans toute la France. C'est ainsi qu'une fondation peut prendre une initiative parce qu'elle a la souplesse nécessaire et induire un ministère à poursuivre l'action avec des moyens bien supérieurs pour en faire un véritable programme. Les maisons des adolescents sont près d'une centaine en France et la Fondation a apporté une contribution appréciable à une quarantaine d'entre elles. Mais des initiatives privées similaires existent aussi. Je suis ainsi resté très lié avec la famille Dornier dont deux jeunes filles sont malheureusement décédées dans mon service. Leur père, grand minotier, a fait un travail magnifique en créant lui-même une maison des adolescents à Besançon ! C'est significatif du rôle que peut prendre une fondation qui exerce au niveau national, elle ouvre l'esprit, montre les possibles et encourage les actions privées. Et c'est encore plus nécessaire aujourd'hui où la pédopsychiatrie est en danger… En dix ans, le nombre de professionnels s'est réduit de moitié et la durée d'attente pour un premier rendez-vous dépasse parfois les dix-huit mois... C'est ce que confiait récemment à un journal le psychiatre Bernard Golse faisant état de ce désarroi. Effectivement, malgré nos efforts pour promouvoir la pédopsychiatrie et créer des maisons des adolescents, la discipline a besoin d'être davantage soutenue.

Mes relations avec Bernadette Chirac liées à notre activité à la Fondation ont joué sur la suite de mon avenir politique. Il m'est en effet arrivé d'échanger avec Jacques Chirac quand je rendais visite à son épouse pour travailler sur les démarches de la Fondation. Je tombe ainsi sur lui un jour, dans un couloir de la mairie de Paris. Il me glisse un mot de remerciement pour avoir proposé à son épouse la place de présidente de la Fondation : « Elle en est ravie et je crois que ça lui fait le plus grand bien ! » Quelque temps plus tard, il me demande de l'éclairer au sujet du sida de l'enfant : « Il n'y a pas que les politiques de gauche qui s'intéressent à cette maladie ! » Je l'accompagne au lycée Charlemagne qui organise un échange avec des adolescents. Je me souviens d'avoir marqué les esprits en répétant ce que j'avais coutume de dire : « Il y a deux manières de se protéger : le préservatif et la fidélité... et l'un n'empêche pas l'autre ! »

Un jour alors que je discute avec Bernadette, celle-ci me glisse que je suis « un fin politique » – je ne suis ni sûr de ce que cela veut dire, ni certain de l'être en réalité – et elle me suggère de me présenter aux élections municipales de Paris. Les liens entre les Chirac et les Tiberi propulsent mon nom en quatrième position de la liste du 14e arrondissement. À cette place, je suis quasiment certain d'être élu et proposé pour devenir l'un des représentants de la mairie au Conseil de Paris. De fait, je suis en plus choisi pour exercer comme adjoint au maire chargé de la santé. Durant six ans, de 1995 à 2001, je me rends donc aux réunions du Conseil, et je travaille le soir et le week-end avec les services de la mairie et les élus. Avec le recul, je me demande comment j'ai pu faire tout cela en même temps ! Je suis alors à la fois chef de service de l'UIH, impliqué dans les Pièces Jaunes et conseiller du ministre de l'Enseignement supérieur et de la Recherche ! Mais si ce cumul d'activités est possible, c'est grâce à l'organisation excellente de l'UIH et au travail de ceux sur lesquels je m'appuie. À la mairie, je m'implique beaucoup sur le sida, avec les appartements thérapeutiques et le bus des femmes pour que les prostituées bénéficient d'une sérologie anonyme et gratuite. Nous mettons en place d'autres actions pour la santé publique, comme l'amélioration de l'hygiène des bacs à sable des squares de Paris ou contre la pollution au niveau du périphérique. Déjà !

Puis, en 2004, j'accepte, à la demande insistante de Philippe Douste-Blazy lors de sa nomination en tant que ministre de la Santé et de la protection sociale, de devenir l'un de ses conseillers, aux côtés de Francis Brunelle, professeur de radiologie à Necker, et Gérard Bréart, épidémiologiste de l'Inserm, qui seront plus présents au ministère que moi. Excepté le plaisir d'avoir travaillé avec eux, je ne garde pas un souvenir impérissable de ces quatorze mois au cours desquels on voyait peu le ministre, plus préoccupé durant cette période par mille choses que par la recherche. Philippe Douste-Blazy avait chaque semaine un plan où la communication comptait plus que la portée réelle des actions.

J'ai tenté pourtant de sensibiliser ce ministère à mieux promouvoir les activités de recherche clinique et épidémiologique dans les hôpitaux. J'ai dit au ministre au cours d'une réunion du cabinet, comme aux deux directions de son ministère, que le programme hospitalier de recherche clinique (PHRC) mis en place par Bernard Kouchner était très utile mais insuffisant. J'avais déjà tenté, en tant que directeur général de l'Inserm, sans y parvenir, de rapprocher le PHRC des actions menées par l'Inserm. C'était logique puisque le ministère de la Santé est, avec celui de la Recherche, l'une des deux tutelles de l'Inserm. Je dois la seule satisfaction que j'ai eue à Édouard Couty, alors directeur de l'hospitalisation et de l'organisation de soins, qui a conservé les budgets du PHRC et créé, à ma demande, le financement des MERRI, les missions d'enseignement de recherche, de référence et d'innovation, des centres hospitalo-universitaires. Avec le recul, je ressens un mélange de modeste satisfaction et un réel regret d'avoir consacré autant de temps pour obtenir ce financement autonome qui, je le crains, n'est plus parfaitement appliqué aujourd'hui ; les hôpitaux universitaires rencontrent, on le sait, tant de difficultés budgétaires que les MERRI sont, ai-je compris, souvent dissoutes dans le budget global...

Cette période me permet de voir le monde politique de plus près, d'en saisir mieux les rouages, les astuces et les maux. Je suis dérouté par le contraste frappant entre l'égocentrisme nécessaire au succès et la générosité du travail du politique qui se consacre à une série d'actions au profit de la société... Je crois que ceci est vrai à tous les niveaux.

Ces années comptent tout de même quelques bons souvenirs, comme cette fois où je me retrouve par hasard à Marrakech pour un congrès sur le sida en même temps que Jacques Chirac. Je dois remplacer au pied levé Michel Roussin, un ami alors ministre de la Coopération, qui devait présenter un discours devant cette assemblée de chefs d'États de différents pays européens et africains. Deux heures avant de monter dans l'avion, on m'apporte le discours prévu, que je découvre pendant mon vol. Comment dire ? C'est une horreur. Une longue série de phrases creuses, du baratin inutile, sans aucun intérêt ! Je ne peux tout simplement pas lire ce texte sans rougir et sans nuire à la réputation du ministre pour qui j'ai tant d'amitié. Ce n'était pas lui qui l'avait écrit et il n'avait sans doute même pas eu le temps de le parcourir. Je décide de réécrire le discours. Difficile de se mettre dans la peau d'un ministre en quelques minutes ! Je choisis donc de parler en mon nom de ce que je sais de l'épidémie. « Permettez-moi de vous dire en tant que médecin, puisque Michel Roussin m'a demandé de le représenter ici, que le sujet qui nous préoccupe le plus, au ministre comme à moi-même, c'est la contamination du virus à l'enfant au travers de la mère, par transmission placentaire et/ou au cours de la lactation maternelle. » Je leur parle donc du sida de la mère et de l'enfant, et comment éviter qu'il se propage. À la fin du discours, Jacques Chirac vient vers moi, sourire aux lèvres : « Mais c'est formidable ! Vous avez fait une très bonne intervention ! Je vais séjourner quelques jours au Maroc, restez avec moi. »

Je décide donc de prolonger mon séjour en sa compagnie et celle de Marie-Thérèse Hermange ainsi que son époux, avant de rentrer à Paris. Nous parlons beaucoup. Pédiatrie, génétique, recherche… Nos échanges sont très riches. Je découvre un autre Jacques Chirac, au-delà de son ambition politique personnelle, et sa passion pour les arts premiers. Il en parle avec tant de plaisir et de façon si savante qu'il surprend ses interlocuteurs. En revanche, Jacques Chirac a une réelle difficulté à saisir l'intérêt de la biologie ! Je me lance dans de longues explications : les déficits immunitaires, la génétique, l'importance de rapprocher les recherches et les soins… Toujours ma marotte, en réalité ! Son intérêt pour l'aspect social des maladies est flagrant et j'admire la façon qu'il a de traduire son ressenti en démarche politique. Je découvrais que Jacques Chirac est sensible et plein d'humanisme. J'ai constaté plus tard que, lorsqu'un de ses amis avait un souci de santé, il faisait tout pour que les meilleurs soins lui soient prodigués et il suivait avec attention la suite des événements…

Je lui fais aussi découvrir le Maroc que je connais et l'accompagne dans la magnifique médina de Marrakech où il est repéré tout de suite et vite entouré par une masse de personnes. Poussé par la foule, j'atterris dans un magasin où trône un magnifique Nautilus de 25 cm de diamètre, un fossile de 400 millions d'années. Moi qui ai vécu au Maroc, je connais la vertu du marchandage et le respect mutuel nécessaire pour obtenir une entente amicale entre vendeur et acheteur. Je marchande ce fossile jusqu'à en obtenir un prix acceptable. Au moment de payer, une main se tend et glisse les billets au marchand ! Je m'aperçois alors de la présence de Jacques Chirac derrière moi, qui a assisté à mon marchandage et m'offre ce Nautilus, en payant le prix initialement proposé par le vendeur. J'ai eu aussi la joie de le rencontrer lorsque je me rendais à l'Élysée pour travailler avec Bernadette. Un réel plaisir de le voir de courts moments. Quelques mots dits avec sa façon enjouée et complaisante me séduisaient à tous les coups. L'une des dernières fois que je l'ai vu, bien après son mandat présidentiel, c'est à Agadir, où il aime passer des séjours dans l'ancien palais du roi. Fatigué, il apprécie le calme de la plage, les cafés et restaurants sur l'avenue qui longe la mer. « Bonjour, Claude ! », me salue-t-il. Je suis heureux qu'il se souvienne de moi et m'appelle encore par mon prénom, lui que l'on dit bien diminué par la maladie. Plus tard encore, je le rencontre dans un restaurant italien de l'avenue de Versailles à Paris, où par un heureux hasard je dîne avec mon épouse. Jacques Chirac semble affaibli. Il se déplace difficilement, en prenant appui sur l'épaule d'une personne qui prenait soin de lui. C'est notre toute dernière rencontre. Une peine de le voir ainsi diminué m'envahit.

L'opération Pièces Jaunes a fêté en 2019 son trentième anniversaire. Depuis toutes ces années, nous œuvrons notamment avec l'inspecteur général des finances Michel Prada, qui est comme moi vice-président de la Fondation, avec Anne Barrère, Patrice Corbin et Michel Clavier qui assure à la perfection le rôle de trésorier. L'équipe de quinze personnes qui travaille à la Fondation avec Danuta Pieter, sa déléguée générale, est formidable. Tout est rodé et l'entente est parfaite entre le conseil d'administration et les membres de l'équipe. Bernadette Chirac, qui a souhaité se retirer, est devenue la présidente d'honneur de la Fondation.

Depuis juin 2019, la Fondation est présidée par Brigitte Macron, première dame de France. Un choix logique. Au cours des entretiens que nous avons eus à l'Élysée, j'ai perçu sa volonté de poursuivre dans la même voie : améliorer le bien-être des personnes hospitalisées, quel que soit leur âge, mais aussi des soignants et des aidants qui font un travail remarquable et sont d'une grande générosité. La pandémie de Covid-19, qui a donné un coup de projecteur au travail des soignants, a fait affluer les dons vers la Fondation connue pour son sérieux, son efficacité et sa proximité avec les patients et leurs familles. Ce qui va lui permettre d'agir plus largement encore.

Cette période de difficultés que traversent actuellement les hôpitaux – pas seulement au niveau des urgences – doit susciter un engagement encore plus grand et je pense que deux actions que nous avions prévues répondent à ce besoin. Il y a d'abord ce que nous appelons « la transition ». Il s'agit d'assurer le suivi médical sans coupure de l'adolescent devenu jeune adulte qui doit quitter le service pédiatrique pour être pris en charge par une nouvelle équipe. C'est essentiel car ce passage de relais est un moment à risques : un adolescent atteint de diabète ou d'une polyarthrite rhumatoïde qui fait soudainement un déni de la maladie et arrête son traitement, un autre en rémission d'une leucémie qui ne se fait plus suivre, les exemples sont nombreux... Ce n'est pas simple car ce ne sont pas seulement quelques financements qui sont nécessaires, mais aussi et surtout une adaptation des comportements, une attention particulière de la part de deux équipes médicales qui doivent prendre conscience de ces risques de rupture et nécessairement se rapprocher.

Pour la seconde action, « le répit », il s'agit d'imaginer des lieux à proximité des centres hospitaliers possédant un minimum de compétences médicales pour garder une personne atteinte d'une maladie chronique, quelques heures ou quelques jours, le temps que l'aidant, souvent un membre de la famille, puisse souffler et se revigorer avant de poursuivre son rôle d'accompagnant, la plupart du temps bénévole.

Personnellement, après trente années d'un suivi très attentif et régulier en tant que président puis vice-président, j'ai décidé, non sans un pincement au cœur, d'abandonner à un plus jeune le poste que j'occupe. Il est important que les actions correspondent aux attentes et je suis maintenant trop éloigné du monde hospitalier pour sentir les directions à prendre. Mais j'aurai plaisir à conserver des relations avec la Fondation.

17

COMMENT JE ME SUIS RETROUVÉ CONSEILLER D'UN MINISTRE, PUIS PROMU À LA TÊTE DE L'INSERM

« Quand on veut on peut, quand on peut on doit. »

NAPOLÉON BONAPARTE

Mon entrée dans le monde politique remonte en fait à 1993, quand je deviens conseiller de François Fillon lors de son mandat de ministre de l'Enseignement supérieur et de la Recherche, dans le gouvernement d'Édouard Balladur. Comment suis-je arrivé à cette place bien éloignée de Necker ? Il se trouve que, peu de temps avant qu'il ne devienne pour la deuxième fois ministre de l'Intérieur, Charles Pasqua m'amène un jour son petit-fils. Des médecins du Sud de la France pensent l'enfant atteint d'une maladie chronique très sévère. J'examine le petit garçon et je doute tout de suite du diagnostic. J'envoie quelques prélèvements en laboratoire, pour des investigations biologiques. Dès les résultats obtenus, j'ai le bonheur d'annoncer à Charles Pasqua que son petit-fils n'a pas la maladie héréditaire que l'on craignait, mais des lésions cutanées mal soignées que nous guérirons sans difficulté. Quelle joie alors pour ce grand-père ! Je le vois encore bondir de sa chaise et m'embrasser. Pour me remercier, il m'invite à déjeuner dans un grand restaurant parisien. Notre conversation démarre sur la Corse, puis sur les actions qu'il prévoit de mener en politique. Il est très déterminé. Enfin, la conversation vogue entre médecine et recherche. Il perçoit vite mon penchant pour l'organisation et mon envie d'améliorer les choses. « Avez-vous déjà envisagé de devenir conseiller d'un ministre ? » me demande-t-il à la fin du déjeuner. Je lui avoue avoir effectivement pensé à cette option, en raison de la possibilité qu'elle m'offrirait d'engager des actions pour améliorer l'organisation de la recherche universitaire et des hôpitaux.

Quelques semaines après avoir été nommé ministre de l'Intérieur du gouvernement de Balladur, Charles Pasqua me fait appeler : « Le ministre vous demande si vous souhaitez être conseiller du ministre de l'Enseignement et de la Recherche, François Fillon. » Un brin étonné tout de même, je reste un long moment sans répondre, puis j'accepte. Je suis intimement curieux de savoir comment les choses fonctionnent dans les cabinets ministériels et j'espère, fort de cette connaissance, pouvoir mener les actions que je juge utiles dans le monde médical. Très peu de temps après ma nomination, François Fillon organise une réunion de travail avec l'ensemble du cabinet dans sa ville de Sablé-sur-Sarthe. C'est mon premier contact professionnel avec un ministre.

Durant deux ans, je vais m'atteler à de nombreux projets : la création d'un internat de génétique – qui était jusqu'alors rattaché à la pédiatrie – ; la proposition de réunir les facultés de médecine de Paris pour en réduire le nombre et le renforcement des liens entre universités et hôpitaux, ce qui commence à se faire aujourd'hui, soit vingt-cinq ans plus tard ; ou encore le soutien à la création des centres de séquençage et de phénotypage pour lesquels je m'appuie particulièrement sur les avis de Axel Kahn et de Pierre Chambon. Je me rends chaque après-midi au ministère, rue de la Montagne-Sainte-Geneviève, et j'accompagne occasionnellement François Fillon à l'Assemblée nationale ou au Sénat lorsque les sujets justifient ma présence. C'est notamment le cas lors des nombreuses séances sur la première loi de bioéthique, tant à l'Assemblée qu'au Sénat, où je fais la connaissance de Claude Huriet, avec qui je me lie rapidement d'amitié, et de Franck Sérusclat, avec lequel il a conçu et défend la loi.

Nous déjeunons avec le ministre une fois par semaine. Très vite, j'apprécie de travailler pour cet homme que je trouve sérieux et intelligent, bien qu'assez distant. D'ailleurs, je n'étais pas toujours d'accord avec certaines de ses orientations. Je le découvre aussi très peu parisien, plus proche du peuple que je ne l'aurais pensé, et finalement plus semblable au maire qu'il a si longtemps été. Quelle mauvaise surprise de suivre sa longue descente aux enfers lors de l'élection présidentielle !

J'étais très loin d'imaginer cela: pour moi, il n'était pas un homme d'argent, mais au contraire droit, très politique, avec beaucoup de flair.

Vient une période d'inquiétude au sujet du numerus clausus au concours d'entrée en faculté de médecine, qui est alors de 4000 places. En analysant les résultats de l'étude démographique que j'ai commandée, il paraît évident que ce nombre est insuffisant et que les médecins viendront à manquer rapidement si l'on n'atteint pas au moins 5000 places par an. Lors d'une réunion, je m'en ouvre à François Fillon. Peu de temps après, il me glisse à son retour du conseil des ministres: « Claude, j'ai vu Simone Veil, je lui ai parlé du numerus clausus, mais elle semble réticente. Je pense qu'elle va vous convoquer. » Cela ne se fait pas attendre: la ministre des Affaires sociales, de la Santé et de la Ville me fait venir dans son bureau quelques jours plus tard.

« Pourquoi voulez-vous augmenter le numerus clausus ? » Je lui détaille l'étude et explique le manque de médecins à venir.

« Il n'en est pas question ! Vous ne vous rendez pas compte, augmenter de 20 % !

– Madame la ministre, quelles sont les raisons qui empêchent ces créations ?

– Chaque médecin supplémentaire implique un million de francs de plus pour la Sécurité sociale ! »

Après négociation, nous trouvons un accord à 4250 postes, j'espérais atteindre 4500. Malgré cela, j'ai pour Simone Veil une profonde admiration. Une femme élégante dont l'autorité naturelle transparaissait dans sa manière de s'exprimer. Jamais agressive, ses paroles étaient toujours claires et nettes, ses décisions irrévocables. Forcément, en tant que conseiller d'un autre ministre, je ne pouvais faire autrement que de m'incliner : « C'est dommage, madame la ministre, mais je peux comprendre votre position… » J'ai par la suite revu plusieurs fois Simone Veil avec grand plaisir.

De nouveaux horizons ne vont pas tarder à s'ouvrir. Tout commence en 1991, quand Jean Choussat, directeur général de l'Assistance publique - Hôpitaux de Paris, me demande de créer une délégation à la recherche publique. L'AP-HP est un ensemble gigantesque – près de 100 000 personnes réparties dans 39 hôpitaux y travaillent aujourd'hui –, il était important qu'il y ait une activité de recherche. Pour ce faire, l'Inserm et le CNRS m'accordent deux chercheurs, chacun pour assurer avec moi l'organisation de la délégation, dont Claude Graillot-Gak qui a joué un rôle important dans les actions que nous avons menées. Parmi les plus intéressantes, la création des centres d'investigation clinique (CIC). Pierre Corvol, alors conseiller de Philippe Lazar, directeur de l'Inserm, avait été séduit par ces centres qu'il avait visités aux États-Unis et dans lesquels on pratiquait des essais thérapeutiques. Nous avons donc créé les premiers CIC et les avons dotés de moyens communs. Nous avons aussi mis sur pied un conseil scientifique, le premier du genre à ma connaissance dans un centre hospitalier français. Avec Pierre Corvol, Jean-François Bach, Patrice Debré, Joël Ménard et bien d'autres, nous avons pu aider des équipes de recherche clinique existantes et favoriser l'éclosion de nouvelles. C'est dans ce contexte qu'est née l'idée d'ouvrir un fond de financement de la recherche clinique. Lors d'un congrès que nous avions organisé à la Maison de la chimie, Bernard

Kouchner, qui était alors ministre, a lancé le programme hospitalier de recherche clinique (PHRC).

Plus tard, devenu conseiller de François Fillon, j'ai dans mes attributions la gestion des quatre organismes de recherche appliquée à la biologie : l'Inserm, la direction des sciences de la vie du CNRS, et les activités liées à la santé de l'Inra et du CEA. Je fais des réunions régulières dans mon bureau avec les quatre directeurs et, assez rapidement, je suggère une coordination des quatre organismes, pour éviter les doublons et permettre un meilleur financement, et je tente aussi de les rapprocher des universités. Je dois dire que Philippe Lazar est assez réticent. Tout en reconnaissant ses grandes qualités intellectuelles, je me suis rapidement confronté à lui. Il pense que les universitaires sont faits pour enseigner, les chercheurs pour chercher et les médecins pour soigner. Tout l'inverse de moi, en somme. Ma vision est que tous doivent œuvrer ensemble ! Cet épisode renforce mon idée qu'il serait judicieux de placer à nouveau un médecin-chercheur à la tête de l'Inserm. Je m'en ouvre un jour à François Fillon qui rétorque : « Mais vous seriez très bien là ! » Je n'avais pas pensé à moi pour prendre ce rôle, j'étais déjà bien occupé à l'époque ! Et Apollonia est réticente. Cependant, après réflexion, l'idée me plaît. Je m'en ouvre à Alain Fischer qui m'encourage. Ces grandes responsabilités pourraient me permettre de continuer sur ma lancée et de rapprocher médecins et chercheurs. Faire bouger de quelques degrés les orientations de l'organisme, en profitant de mon passé de clinicien pour me guider.

En 1996, je quitte donc l'UIH ainsi que l'équipe de l'Unité de recherche dirigée par Alain Fischer pour prendre la direction de l'Inserm et des 10 000 personnes qui y travaillent de près ou de loin. À première vue, c'est un vrai changement de cap. En fait, puisque c'est l'Inserm qui organise et finance les activités de recherches médicales de notre pays, se dessine dans mon esprit une stratégie possible pour favoriser le rapprochement entre la recherche et les soins.

J'ai ainsi passé cinq ans à la tête de cette institution créée en 1964 et placée sous la double tutelle du ministère de la Santé et du ministère de la Recherche. Philippe Lazar occupait ce poste depuis quatorze ans avant mon arrivée. Je me souviens du courrier très sympathique qu'il m'avait envoyé pour me féliciter lorsque j'avais été élu comme adjoint du maire de Paris chargé de la santé ! À ce moment-là, mon nom commençait à circuler comme potentiel candidat à son remplacement. Or dans son esprit, si j'étais élu adjoint du maire de Paris, je n'étais plus candidat pour la présidence de l'Inserm… Il a été étonné que je sois nommé tout de même et sans doute assez mécontent.

Mon arrivée est donc délicate. Philippe Lazar me reçoit dans son bureau qui va devenir le mien. Il est entouré par tous les directeurs de départements, qui lui sont bien entendu dévoués. Après un interminable silence, il lance quelque chose comme : « Si vous aviez mis autant d'ardeur à la recherche que pour prendre la direction générale de l'Inserm, vous seriez sans doute bien plus connu au niveau international ! » Bam ! Le silence persiste, puis dans une ambiance glaciale, Lazar se lance dans de longues explications sur les activités de l'Inserm, en insistant sur les orientations auxquelles il tient le plus. Malgré cette petite vacherie, nous resterons proches. C'est amusant, je lui ai demandé il y a quelques mois s'il se souvenait de ce moment et lui ai rappelé ses propos. « Quoi ? Tu as rêvé, je n'aurais jamais dit une chose pareille, j'ai toujours eu une réelle admiration pour tes activités de recherches ! » Qui de nous deux a déformé son souvenir ? Peu importe, maintenant.

J'entre en fonction au mois de juillet et tous les directeurs de départements partent rapidement en vacances. Je me retrouve seul avec quelques rescapés de l'été restés dans les locaux et j'en profite pour accumuler les informations sur mon nouveau poste. C'est à ce moment-là que je m'aperçois que l'ambiance politique ne me simplifie pas les choses. Étant identifié comme conseiller de François Fillon – de droite – et proche de Jacques Chirac – de droite –, j'ai beau dire que je ne suis pas politisé, tout le monde a son avis sur moi et, globalement, il est plutôt mitigé. En fait, c'est la direction de l'Inserm qui est politisée, ce dont je ne me doutais pas. Ça n'a pas été simple ! Mais finalement, ils s'habituent à moi. J'assiste, de mois en mois, à mon adoption progressive – et le travail peut commencer.

Au final, j'ai eu un grand plaisir à diriger cette institution. J'ai rapidement mis en place une « mission » composée de chercheurs et d'universitaires, chargée de discuter et réfléchir aux grands axes stratégiques nouveaux que je souhaitais proposer au conseil scientifique et au conseil d'administration. Jean-Louis Mandel, Olivier Debré, Joël Bréart notamment m'ont particulièrement éclairé et mes rencontres avec certains membres du conseil scientifique, dont son président Pierre Corvol, ont toujours été constructives.

L'Inserm fait preuve de rigueur lors de l'évaluation des chercheurs, au moment de leur concours de recrutement et tout au long de leur carrière, principalement lors des concours de promotion. Cette rigueur de l'évaluation concerne aussi les projets à sélectionner pour des financements. Nous devons cela aux statuts des organismes, établis au moment de leur création et révisés lors des assises nationales de la recherche sous Jean-Pierre Chevènement en 1981. La politique que j'ai menée a toujours été en accord avec le conseil d'administration malgré les interventions parfois houleuses des représentants des syndicats des différents personnels. Le conflit le plus important survient lorsque, voulant renforcer le lien entre l'Inserm et les universités, je décide de signer un accord-cadre avec la fédération interuniversitaire. Cette initiative déplaît fortement aux syndicats des cercheurs et même au-delà. Je suis chahuté lors de la réunion annuelle des directeurs d'unités de recherche. Mes amis Claude Mawas, Marc Peschanski et bien d'autres ne se privent pas de me haranguer. Ces chercheurs de haut rang voulaient avant tout éviter que la qualité de la recherche promue à l'Inserm comme dans les autres organismes de recherche publique soit altérée par une trop forte intégration universitaire. Mais tout en comprenant leur crainte, j'avais du mal, en tant qu'universitaire moi-même, à admettre qu'on puisse empêcher ce rapprochement institutionnel. La signature avait d'ailleurs déjà eu lieu. Au final, les relations avec les universités se sont progressivement mises en place, renforçant la coopération dans le domaine de la recherche médicale*.

Deux projets m'ont beaucoup animé pendant toutes ces années. Évidemment, le premier était de coordonner les

* Ce rapprochement entre l'Inserm et les universités a permis de faire évoluer le concept de l'organisation des laboratoires de recherche qui étaient purement reliés à l'Inserm et sont maintenant des unités fédératives de recherche (UFR), également liées à l'université.

activités de recherche et les liens étroits entre la recherche et le monde hospitalo-universitaire. Pour cela, j'ai souhaité modifier les conditions de création d'unités de recherche. La règle voulait qu'il ne soit possible de créer une unité qu'avec un minimum de quatre chercheurs, ce qui avait pour conséquence d'appauvrir le nombre de demandes venant d'universitaires, car où trouver quatre chercheurs ? Ils sont déjà dans les unités de recherche ! J'ai proposé que la présence de chercheurs soit un atout, mais pas une condition *sine qua non*. Cela permettait à de nouvelles idées d'émerger sans être stoppées par ce critère. À charge ensuite à l'Inserm de trouver des chercheurs intéressés par le projet. Pour relier l'Inserm avec le monde hospitalier, j'ai organisé, avec l'aide précieuse d'Allain Collé, des rencontres de travail avec les directions des principaux hôpitaux, ce qui a abouti à une certaine coordination notamment pour la création des fameux centres d'investigation clinique. Par ailleurs, j'ai tout fait pour favoriser une politique de site : sur un thème donné, rassembler des forces suffisantes pour avoir une renommée internationale. Il est si difficile de changer les habitudes ! Bien des centres en région ont joué le jeu d'une certaine organisation commune, mais cela a été difficile à Paris. Par exemple, l'hôpital européen Georges-Pompidou a voulu créer un nouveau bâtiment grâce à des moyens financiers que l'Assistance publique avait reçus sous la forme d'un don dévolu à la recherche. L'objectif était de réunir l'ensemble des unités de recherches de trois hôpitaux – Broussais, Boucicaut et Laennec qui devaient fermer – dans un même lieu. J'ai dû intervenir, avec le directeur général de l'Assistance publique. Le projet nous semblait trop disparate : il y avait des petites forces ici et là dans certains domaines non reliés entre eux, mais clairement pas de masse critique scientifique suffisante. Je me suis fait haïr par beaucoup qui espéraient être relogés dans un bâtiment luxueux. J'ai en revanche favorisé un projet monothématique, en l'occurrence un centre de recherche sur les maladies cardiovasculaires. C'est dans cet esprit qu'ont été créés, plus récemment, les Instituts hospitalo-universitaires dans le cadre d'investissement d'avenir.

Lors de ma carrière hospitalière, j'avais eu connaissance d'un fort soupçon de falsification de résultats de recherche dans une équipe pourtant estimée d'un laboratoire parisien et, alors que je dirigeais l'Inserm, une fraude avait été découverte dans un laboratoire d'une grande ville de province. J'étais bien décidé à trouver un moyen de lutter contre ce phénomène. C'est à cette période que Claude Allègre me demanda de l'accompagner aux États-Unis. Harold Elliot Varmus*, qui nous recevait à Bethesda dans les locaux du fameux National Institutes of Health (NIH) qu'il dirigeait, nous apprit que, chaque année, un comité de sages examinait les plaintes de fraudes scientifiques, certaines étaient avérées et d'autres infondées. Le NIH recevait aussi des plaintes émanant surtout de jeunes chercheurs qui se disaient indûment exclus de la liste des auteurs d'une publication scientifique. J'ai ainsi été conduit à créer en 1999 la délégation à l'intégrité scientifique qui n'a pas tardé à recevoir des signalements de manquement à l'intégrité scientifique ou de comportements non déontologiques. Cette délégation s'est fortement engagée dans une démarche préventive. Conscient de l'importance des questions éthiques en biologie et après avoir accompagné, lorsque j'étais conseiller

* Prix Nobel de médecine 1989.

du ministre de la Recherche, les discussions puis le vote de la loi de bioéthique dite Huriet-Sérusclat, en 1994, j'ai souhaité que l'Inserm se dote d'un comité d'éthique chargé de donner un avis sur les recherches qui concernent directement ou indirectement l'Homme*. J'ai aussi voulu créer, comme le faisait depuis très longtemps le CNRS – en quelque sorte le grand frère de l'Inserm –, deux actions qui récompensent le mérite. L'une, « Avenir », donne des moyens à de jeunes chercheurs brillants au sein d'un laboratoire français ou à l'étranger qui souhaitent revenir en France dans un laboratoire de l'Inserm. L'autre est la création du prix Inserm récompensant chaque année des personnalités, chercheurs ou ingénieurs, ayant fait une belle carrière ou permis des avancées scientifiques de grande valeur.

Dans le poste que j'occupe à l'Inserm, la politique joue un rôle central. Mes ministres de tutelle ont changé. Quand Lionel Jospin devient Premier ministre, en 1997, il nomme Claude Allègre ministre de l'Éducation nationale, de la Recherche et de la Technologie. Ils se connaissent bien pour avoir joué au basket ensemble lorsqu'ils étaient adolescents. Allègre a des idées précises de ce que doit être l'Inserm. Il choisit comme conseiller Jean Rey avec lequel mes relations sont ambivalentes : nous sommes parfois de connivence, mais souvent opposés et sur un grand nombre de sujets ! Dès sa nomination, Jean Rey me convoque pour parler de l'avenir de l'Inserm. Son souhait est que l'institution privilégie la neurologie au détriment d'autres disciplines et il attend de moi que je mette en place la télémédecine. Je lui

* Il est à ma connaissance toujours très actif, sous la présidence d'Hervé Chneiweiss.

explique qu'il faut plutôt renforcer les recherches en santé publique et favoriser le plus possible celles qui permettent de progresser dans la compréhension des mécanismes de toutes les maladies et pas seulement en neurologie ! Quant à la télémédecine, c'est un outil certes intéressant mais qui doit être financé par d'autres budgets que ceux de l'Inserm. Sa réponse cingle : « Écoute, à partir d'aujourd'hui tu peux considérer ta position en pointillé. » En clair, il menace de me faire démissionner ! Tenir bon ou lâcher ma place ? Après quelques hésitations, je prends rendez-vous avec le ministre en personne, qui propose de me recevoir en présence de son conseiller, Jean Rey. Je refuse auprès de sa secrétaire : « Je viendrais voir le ministre pour lui dire mes désaccords avec Jean Rey et lui présenter ma démission. » J'obtiens une place dans son agenda, mais seulement pour un rendez-vous d'un quart d'heure. Je prépare ma lettre de démission et me présente devant Claude Allègre :

« Jean Rey m'a donné des orientations précises à suivre ; or ce n'est pas du tout mon programme.

– Et quel est votre programme ? »

J'explique de façon concise mes idées. Elles sont dominées par l'importance de lier la clinique et la recherche et par un programme qui stimule les progrès médicaux. Il s'agit d'améliorer la compréhension des maladies en favorisant les liens entre les chercheurs fondamentalistes et les cliniciens, entre les thérapeutiques nouvelles et les recherches en santé publique, grâce à une participation des épidémiologistes.

Allègre acquiesce : « Mais c'est exactement ce qu'il faut faire ! Je transmettrai à Jean Rey. Désormais, ne passez plus par lui, vous serez en direct avec moi. »

Évidemment, Jean Rey est furieux que j'aie conquis le cœur du ministre ! Par la suite, Claude Allègre s'adresse directement à moi. Nos échanges sont simples, directs, précis, rapides. Il me suggère de prendre parmi les conseillers de la direction de l'Inserm le neurobiologiste Henri Korn avec qui il est ami de longue date. Je ne suis pas dupe, je sais que c'est pour me suivre de près, voire me surveiller, mais Henri et moi avons très vite sympathisé et il a été très précieux lorsque nous avons eu à prendre des décisions délicates. Je me suis par la suite rapproché de Claude Allègre lorsque, à sa demande, je l'ai accompagné aux États-Unis. Je garde une photo prise sur le pas de porte du Collège de France où il avait tenu une conférence sur la politique qu'il voulait mener. Nous apparaissons tous deux riant de bon cœur, tandis que Jean Rey a le visage bien triste…

Avec Roger-Gérard Schwartzenberg qui remplace Claude Allègre, je m'entends aussi très bien. Lorsque je l'avais accompagné à la visite de l'unité de recherche que je dirigeais alors, il s'était montré très impressionné par la qualité des travaux qui lui étaient présentés. Quand nous nous rencontrons à nouveau, il me rappelle combien il avait apprécié cette visite et me félicite d'avoir créé cette unité. J'ai apprécié sa façon discrète et sincère de suivre l'évolution de l'Inserm. C'est à ma connaissance le seul ministre qui ait tenu à ce que le premier budget de l'Inserm soit le plus fortement augmenté : le budget a été supérieur de 16 % par rapport à l'année précédente. Mais j'atteignais l'âge fatidique de la retraite des fonctionnaires à l'époque. Roger-Gérard Schwartzenberg a tenté de me garder un an de plus à l'Inserm, en vain. Alors, souhaitant me remercier, il suggère à Marylise Lebranchu, Garde des Sceaux, de me nommer conseiller d'État en situation extraordinaire où j'ai occupé un siège à la section sociale.

18
IMAGINE, UNE FONDATION AU PROFIT DE L'ENFANT FRAGILE

« Les batailles de la vie ne sont pas gagnées par les plus forts ni par les plus rapides mais par ceux qui n'abandonnent jamais. »

HASSAN II

Rien n'est plus fragile qu'un enfant atteint d'une maladie génétique. Qu'il s'agisse d'un cancer ou d'une leucémie, ces maladies génétiques sont complexes, chroniques, sources de handicap moteur ou intellectuel et parfois les deux, quand elles ne sont pas responsables d'une mort prématurée. La tragédie est qu'elles se répètent dans une même famille.

C'est une immense cause. Les oncologues et pédiatres français sont à la pointe de ce combat. Mais les armes sont aujourd'hui encore insuffisantes, même si d'immenses progrès ont été réalisés dans la compréhension des mécanismes des maladies, comme des traitements préventifs des infections, des greffes, des thérapies géniques.

J'ai consacré ma vie aux maladies génétiques du système immunitaire, ces « enfants sans défenses » qui ne représentent qu'une toute petite partie des maladies génétiques. Mais de nombreuses équipes de médecins et de chercheurs, comme à l'hôpital parisien Necker-Enfants malades, sont impliquées dans d'autres affections, en neurologie, gastro-entérologie, pneumologie, néphrologie, dermatologie, troubles de la vision ou de l'audition…

Assister aux congrès internationaux et découvrir à ces occasions les grands centres de soins et de recherche étrangers donne des idées. J'ai toujours veillé à visiter les centres de soins et de recherche dans les différents pays du monde où je me suis rendu. Lors d'un congrès sur les déficits immunitaires qui se déroule à Stockholm au début des années 1980, je découvre une partie du fameux Institut Karolinska, l'un des centres universitaires les plus importants en Europe. D'abord surpris de constater que certains laboratoires de recherche sont si proches des unités cliniques de pédiatrie, j'imagine sans mal les vertus de cette proximité. Près de dix ans plus tard, en 1988 ou 1989, lors d'un autre congrès dans le splendide hôpital de Philadelphie, aux États-Unis, je suis frappé par l'ingéniosité de l'organisation de l'hôpital pédiatrique. Les consultations sont au rez-de-chaussée, les lits d'hospitalisation au niveau des étages et les laboratoires d'investigation biologique et de recherche aux étages supérieurs. Une architecture pensée pour faciliter les échanges… Je me prends à rêver : comment aménager à Necker des locaux qui permettraient que pédiatres, cliniciens et chercheurs se côtoient et collaborent ?

À cette période, je suis tout juste élu président d'un comité consultatif de l'hôpital Necker. Jean Choussat, qui est alors directeur général de l'AP-HP, doit nous rendre visite. Pour préparer mon intervention, j'entame une série de discussions avec une dizaine de jeunes professeurs, dont Alain Fischer, Arnold Munnich et Stanislas Lyonnet, qui joueront plus tard un rôle important pour la réalisation du projet. Je leur explique mon idée : convaincre la direction de Necker et le directeur général de construire un bâtiment nouveau. Ce lieu serait destiné à l'hospitalisation d'enfants atteints de maladies graves et chroniques qui réclament des soins complexes et qui justifient l'élaboration de projets de recherche. Comme à Philadelphie et au Karolinska, mais à notre échelle ! « Qu'en pensez-vous ? Comment le voyez-vous ? Quelles difficultés peut-on anticiper ? » En 1988, je n'imagine pas que Jean-François Mattei lancera quinze ans plus tard le premier plan national des maladies rares. On en compte près de 8 000, dont plus de 80 % génétiques, et elles touchent 3 millions de personnes en France, 35 millions en Europe…

Le jour de la visite du directeur général, je forme au nom de plusieurs pédiatres de Necker le vœu de rassembler en un même lieu les activités de clinique et de recherche. Jean Choussat montre un intérêt indiscutable pour ce projet. Je me souviens de son souci de modernité et de son approbation sur l'importance de la recherche en milieu hospitalier. Il a sans doute dû étonner bien des directeurs d'hôpitaux ! Mais un vœu n'est pas chose faite, et j'apprends à cette occasion combien il est important de trouver le moment propice pour multiplier ses chances de succès pour un projet d'une telle dimension. Ce n'était pas le moment et j'ai mis ce projet de côté en y pensant souvent.

Quinze ans plus tard, en tant que directeur général de l'Inserm, l'un des axes stratégiques que je souhaite développer est de soutenir les efforts de coordination entre les équipes d'un site. Lors d'un plan État-Région qui renforçait l'Île-de-France mais excluait Paris intramuros, je demande que soit attribué – après évaluation par le conseil scientifique – un budget incitatif de trois millions d'euros, équivalent aux meilleurs projets parisiens. Je retiens deux dossiers : celui de l'hôpital de la Pitié-Salpêtrière, centré sur les maladies neurologiques, et celui de l'hôpital Necker qui concerne de nombreux sujets. Encore faut-il que le conseil d'administration de l'Inserm, sur proposition du conseil scientifique, les accepte. Celui de la Salpêtrière, mené par Gérard Saillant et Yves Agid dans le cadre d'une fondation déjà créée, est très apprécié et se voit attribuer l'équivalent en francs de 3 millions d'euros ; mais ce n'est pas le cas du projet de Necker qui pèche par l'absence de collaboration entre les diverses équipes, et entre chercheurs et cliniciens.

Ayant atteint la limite d'âge en tant que fonctionnaire, je quitte la direction de l'Inserm et reprends attache avec l'hôpital Necker. Nous reprenons le projet qui est orienté cette fois vers les maladies génétiques. Comme la génétique touche tous les tissus, toutes les fonctions de l'organisme et que ses outils comme le raisonnement sont communs à toutes les équipes, il est relativement aisé de convaincre une majorité de médecins et de chercheurs de la nécessité d'unir nos forces. La compétition internationale est forte, les moyens dont les équipes disposent sont tels qu'il nous faut interagir pour mener des projets nouveaux à l'intersection entre plusieurs pathologies. Dans cet esprit, ma première démarche est de proposer à Chistian Bréchot – mon successeur à l'Inserm – de lancer en 2002 un appel d'offres pour reconnaître les projets de coordination des activités de recherche dans les centres hospitaliers de France. Appelés centres thématiques de recherche et de soins (CTRS) ces structures sont destinées à rassembler les acteurs impliqués sur un thème commun. Dix-neuf centres sont ainsi reconnus en France, dont celui de Necker sur les maladies génétiques... Cette reconnaissance, accompagnée des premiers budgets, a un effet positif : les acteurs commencent à y croire ! La création du CTRS a eu comme principale vertu de permettre qu'une simple association mise sur pied par le radiologue Francis Brunelle, et dont il m'a confié le fonctionnement, devienne une fondation d'un nouveau genre, une fondation de coopération scientifique. Elle a pour avantage de pouvoir recevoir des fonds publics et privés, y compris des dons. Mais pour intéressante qu'elle soit, ce n'est qu'une première étape. Plusieurs groupes de travail sont organisés et nous sommes bientôt une trentaine à être concernés. Mon projet devient collectif... Nous nous réunissons à Necker ou à la campagne. Il règne une atmosphère amicale, libre de parole, sérieuse et *rieuse* à la fois. Un esprit d'Institut est en train de naître. Les réflexions de tous les groupes de travail sont présentées. Il s'agit de définir les grandes orientations de recherche en répertoriant les principales orientations des équipes susceptibles de se réunir dans le prochain laboratoire si nous trouvons les moyens financiers pour le construire. Tout cela concerne les maladies génétiques dont on connaît les infinies variétés : immunologiques et hématologiques, rénales, métaboliques, neurologiques, gastroentérologiques, cutanées, dermatologiques, ophtalmologiques… L'important n'est pas seulement de rassembler des équipes jusque-là séparées et enfermées sur leur sujet, mais également de favoriser l'éclosion de nouveaux thèmes de recherche à cheval sur deux disciplines, voire plus. L'important aussi est de bien inventorier les besoins technologiques modernes souvent coûteux et dont on ne peut se passer si l'on veut être performant. Les plateformes spécialisées communes à toutes les équipes sont définies avec précision.

Et puis, il est absolument essentiel de préciser l'axe commun de toutes les activités de recherche que nous voulons privilégier. Une grande majorité est favorable à poursuivre des recherches pour combler ce que l'on ignore encore et comprendre ce qui arrive au patient atteint d'une maladie dont la cause et/ou une partie du mécanisme sont encore inconnues, puis revenir avec les cliniciens vers le malade et tous ceux qui ont la même pathologie pour appliquer sans retard les nouvelles données issues de la recherche susceptibles de guérir ou de soulager. C'est ce que nous avons appelé « la boucle vertueuse ».

Le concept est né, mais tout est à construire. Pour avancer, nous devons nous rassembler dans un même lieu. L'hôpital Necker est composé de pavillons séparés depuis sa création en 1802 : les équipes y sont installées selon leurs spécialités, ce qui ne facilite pas les échanges… Les rencontres sont rares et se font étonnamment ailleurs, lors de congrès internationaux ou de réunions nationales ! Nous voilà partis à envisager la construction d'un nouveau bâtiment. La taille, le lieu, l'architecture, l'organisation des locaux… Il nous faudra une année pour concevoir un avant-projet. Nous sommes nombreux à y travailler mais je veux citer ici Corine Antignac et les co-secrétaires généraux, Karin Rossignol et Guillaume Huart, qui ont tous consacré beaucoup de leur temps à définir dans le moindre détail, avec l'excellent service de l'AP-HP, le cahier des charges du futur bâtiment. Avec la directrice de Necker, nous nous entendons sur l'idée de rassembler une consultation spécialement destinée aux enfants atteints de maladies génétiques. Nous présentons notre projet à Benoît Leclercq, alors directeur général de l'AP-HP, à qui je rappelle que nous l'avions envisagé avec Jean Choussat en 1989… Un temps si long ! On sait qu'un projet d'envergure qui engage tant de personnes n'est crédible que lorsqu'un consensus est établi. Si nous parvenons à réunir les fonds nécessaires, le directeur général nous permettra de construire le bâtiment à la place de l'actuel service Maurice Lamy. Ce qui serait une contribution importante : un terrain de 5 000 m^2 en plein Paris sous la forme d'un bail de très longue durée ! En six mois, nous réunissons les bonnes volontés. Le ministère de la Santé, qui a lancé plusieurs plans des maladies rares, s'engage en premier grâce à l'intérêt suscité par la lutte contre les maladies génétiques. Édouard Couty et Jean Castex, devenu depuis Premier ministre, ont joué un grand rôle en m'aidant à présenter le projet aux ministres Xavier Bertrand puis Roseline Bachelot. La région Île-de-France et la mairie de Paris font voter un budget spécifique aisément obtenu. L'Inserm met à disposition les trois millions d'euros que l'Institut avait fléchés pour le projet de Necker en même temps que ceux attribués pour l'ICM. Enfin, l'Association française contre les myopathies et la Fondation Hôpitaux de Paris-Hôpitaux de France pour le suivi des enfants et leur famille.

Les fonds, près de 60 millions d'euros, ainsi réunis nous permettent de lancer le concours d'architecture, remporté par le projet de Jean Nouvel et Bernard Valéro qui ont conçu l'architecture bien particulière que nous voulions, celle qui favorise les rencontres entre les chercheurs, les médecins et les familles avec leurs enfants. Les patients et leurs parents sont reçus en consultation au rez-de-chaussée de l'atrium. De là, ils peuvent voir en levant la tête les balcons vitrés où circulent chercheurs, ingénieurs et techniciens. Les uns regardent là-haut et y trouvent l'espoir de nouveaux progrès issus des recherches, les autres n'oublient jamais que leurs travaux sont destinés à sauver les vies de ceux qu'ils aperçoivent en bas. Toutes les équipes, qui étaient dispersées dans les différentes unités de l'Inserm et maintenant rassemblées, occupent les magnifiques laboratoires de recherche distribués sur trois étages. Elles sont 25 à cohabiter à Imagine, partagent les plateformes communes spécialisées d'investigation biologique, des salles de réunion, un magnifique amphithéâtre conçu grâce au soutien de la fondation Bettencourt-Schueller et une cafétéria avec une vue fabuleuse sur tout Paris.

C'est l'aboutissement d'un rêve personnel devenu collectif. Je ne peux pas citer tout le monde tant nous sommes nombreux à avoir participé à organiser Imagine ! La plupart des médecins et des chercheurs des trois plus importantes unités de recherche dirigées par Alain Fischer, Arnold Munnich et Corine Antignac ont participé. Tous veulent renforcer la boucle vertueuse qui part du malade pour mettre en œuvre un projet de recherche, et revenir sans délai vers le patient pour le guérir ou au moins le soulager.

Il nous faut trouver un nom à l'Institut. Dans un premier temps, c'est celui d'IMAGENE qui est envisagé, pour « Institut des MAladies GENEtiques ». Mais il est déjà utilisé et protégé, nous tranchons alors pour « IMAGINE », finalement plus approprié... Imaginez les projets en recherche qui permettront d'obtenir des guérisons ! Imaginez les batailles que nous allons mener ! Imaginez les succès des équipes scientifiques ! Imaginez : nous serons l'un des rares instituts au monde impliqués dans les maladies génétiques ! Imaginez cette « boucle vertueuse » qui part du patient et de sa maladie, passe par la recherche pour mieux la combattre et revient vers le patient dès qu'un résultat est obtenu, sans perdre un instant !

C'est à cette époque qu'est annoncé le grand emprunt, vite appelé « Investissement d'avenir », voulu par Nicolas Sarkozy et destiné à dynamiser la recherche et l'innovation. Arnold Munnich propose alors de mettre en place un comité chargé de faire des propositions sur la recherche biologique et médicale qui sera présidé par Jacques Marescaux. Alain Fischer et moi-même sommes membres de ce comité et participons à la création du concept d'Institut hospitalo-universitaire (IHU). Il correspond en tous points à la décision que nous venions de prendre : réunir en un même lieu les forces et les acteurs intervenant dans une thématique propre et mettant en œuvre des projets « translationnels » allant de la recherche fondamentale à la clinique. L'évaluation par un jury international réuni par le ministère propose de retenir six projets, dont Imagine, l'Institut de la Moelle et du Cerveau et IHU-Méditerranée Infection dirigé par Didier Raoult à Marseille*.

* Les trois autres sont l'ICAN, centré sur la cardiologie, le métabolisme et la nutrition à l'hôpital de la Salpêtrière, l'IRCAD piloté par Jacques Marescaux à Strasbourg, et le LIRYC, l'Institut de rythmologie et modélisation cardiaque à Bordeaux.

Cette reconnaissance vient à point nommé et nous permet de recevoir un budget appréciable qui a, au moins au début, permis l'installation complète dans les nouveaux locaux et contribué au fonctionnement des équipes composées surtout de chercheurs de l'Inserm mais aussi du CNRS et d'hospitalo-universitaires.

Voilà Necker doté de deux grands centres de recherche de niveau international. Celui que le doyen Philippe Even a brillamment organisé dans les locaux de la faculté de médecine il y a plus de vingt ans et Imagine, l'Institut des maladies génétiques. Complémentaires, les deux sauront sans nul doute poursuivre le nécessaire partage des idées et des outils, tout en sachant garder leur singulier esprit d'institut.

Imagine est inauguré en 2014. L'émotion entremêlée de fierté est grande… Dans l'atrium de l'Institut, les invités sont nombreux. Jean-Marie Le Guen, Valérie Pécresse, Roselyne Bachelot, Bernadette Chirac, Jean-Victor Meyer et Liliane Bettencourt-Meyer, ou encore Frédéric Dardel, président de notre Université. Je remarque aussi quelques absents. Martin Hirsch, qui dirige l'AP-HP, ne daigne pas être présent au prétexte que je pourrais être compromis dans l'affaire Mediator, comme si cela avait un rapport avec Imagine et comme s'il pouvait juger et punir à lui seul ! Il ira même jusqu'à suggérer à Yves Lévy, tout juste nommé directeur de l'Inserm, de boycotter la célébration. Mais cet affront ne m'arrête pas, comme le poète Friedrich Hölderlin l'écrit : « Là où il y a danger, grandit ce qui sauve. » Nous nous sommes revus depuis. Si je retiens que son attitude était assez idiote, je considère comme bien plus important de nous entendre, chacun à sa place, sur l'avenir d'Imagine.

Cinq ans plus tard, plus de 530 personnes travaillent à Imagine. 34 nationalités différentes figurent parmi les membres de l'Institut. En comptant les médecins de Necker-Enfants malades, ce sont près de mille personnes impliquées dans le vaste domaine des maladies génétiques ! Toutes ont le bonheur de bénéficier de remarquables conditions de travail.

Les statuts des IHU sont clairs. Nous créons le conseil d'administration qui comprend les représentants des fondateurs, des personnalités qualifiées de la société civile nommées pour cinq ans et des représentants des chercheurs de l'Institut. Les fondateurs sont les institutions publiques auxquelles les universitaires et les chercheurs sont attachés : l'Assistance publique Hôpitaux de Paris, l'Inserm et l'université René-Descartes-Paris-V, mais aussi la mairie de Paris, l'Association française de lutte contre les myopathies (AFM) et la Fondation des Hôpitaux de Paris-Hôpitaux de France. J'ai eu l'honneur d'être élu président du conseil d'administration par l'ensemble des membres.

Et comme il n'y a pas de vérité sans évaluation, nous avons tenu à ce que l'Institut soit conseillé et évalué par un comité scientifique international composé de huit personnalités scientifiques remarquables, dont un seul Français, Pierre Chambon, et présidé par la biologiste australienne Elizabeth Blackburn, prix Nobel 2009. Le conseil suit avec acuité et régularité les travaux réalisés à Imagine et donne chaque année ses avis, qui sont toujours suivis. Les chiffres parlent d'eux-mêmes : ainsi, pour la seule année 2017, 800 publications de niveau international, 43 brevets et 75 contrats industriels. Ce sont aussi près de 5 000 consultations de familles et d'enfants qui bénéficient de précieux diagnostics et chaque fois que possible de traitements adaptés.

Je ne cache pas éprouver une certaine fierté d'avoir œuvré pour qu'Imagine soit créé, mais l'institut n'aurait jamais pu exister sans la compétence et la volonté de tous… Je suis heureux que toutes les instances nationales et internationales considèrent qu'il est l'un des meilleurs IHU français, c'est aussi l'un des centres de recherche sur les maladies génétiques les plus renommés au monde. L'excellente réputation d'Imagine attire le regard de personnalités de haut rang qui se proposent de nous aider à recevoir des dons de mécènes. Kamel Mennour, grand galeriste spécialisé dans l'art contemporain, a permis d'organiser par trois fois, au cours d'un dîner de plus de trois cents personnes dans l'atrium d'Imagine, une remarquable vente aux enchères avec les marteaux de Christie's que nous avons appelée « Heroes ». Et puis un comité de campagne, présidé par le couple Henry et Anne de Castries, propose avec des grandes personnalités de nous accompagner à long terme, un geste d'une grande générosité pour une cause qu'il trouve remarquable. La conjugaison de l'excellence et de l'humanisme est rarement aussi forte !

Mon premier bonheur lorsque je me rends au 24, boulevard du Montparnasse, siège de Imagine, c'est le sourire de tous ceux que je croise, et particulièrement celui des plus jeunes. Ces sourires témoignent de cet indispensable et paisible plaisir de la recherche. Pierre Joliot-Curie ne disait-il pas : « La recherche doit avant tout être un jeu et un plaisir » ? Je perçois, à chacune de mes visites, combien les personnes qui travaillent sont fières d'appartenir à un institut déjà renommé.

Après avoir présidé le conseil d'administration pendant plus de cinq ans, je suis heureux qu'Arnold Munnich, qui a tant œuvré pour la création d'Imagine, me succède. La direction d'Imagine animée par Alain Fischer, nommé professeur au Collège de France mais qui reste très proche d'Imagine, puis Stanislas Lyonnet avec Laure Boquet et Laurent Mellier, est en tous points remarquable. Ils offrent aux chercheurs les meilleures conditions de travail possible, dans la plus grande sérénité. Ma présence n'est plus tellement utile mais ces visites régulières m'enchantent. Stanislas Lyonnet a souhaité que je garde un petit bureau au cinquième où se trouve la direction et je ne me suis pas fait prier longtemps ! Mais je m'arrange pour le partager avec ceux qui en ont besoin momentanément.

Aujourd'hui, mes pensées vont souvent vers les enfants qui nous ont quittés parce qu'ils sont arrivés trop tard. Les petits patients victimes d'errance diagnostique, vus par plusieurs médecins successifs qui n'ont pas pu, ou su, faire un diagnostic à temps. Ceux pour qui nous sommes encore loin de comprendre les mécanismes de leurs troubles : nous ne connaissons pas encore la mutation en cause de près de 40 % des maladies considérées comme génétiques. Je songe aussi aux enfants qui souffrent de ces maladies orphelines et ne peuvent être soignés : il arrive que, malgré la connaissance des mécanismes, la pathologie reste sans traitement parce qu'aucune industrie pharmaceutique ne produit de médicament pour un mal qui ne touche pas suffisamment de personnes (sic) dans le monde… Il arrive aussi, dans le cas d'un produit nouveau pour le traitement d'une maladie génétique rare, que le prix soit anormalement exorbitant et donc hors de portée ; c'est par exemple le cas du Zolgensma® contre l'amyotrophie spinale. Rendez-vous compte, le laboratoire suisse Novartis le commercialise au prix de 1,9 million d'euros. C'est inacceptable.

Mes pensées vont également à ces si nombreux enfants qui souffrent de maladies héréditaires pour lesquelles il existe un traitement dans les pays développés et encore inaccessible chez eux. Que dire de la thérapie génique ? Une des maladies héréditaires des plus fréquentes, qui concerne environ 300 000 naissances par an dans le monde, est la drépanocytose – due à la production d'une hémoglobine anomale et caractérisée par une anémie chronique. Elle peut désormais bénéficier d'une thérapie génique mais seulement pour ceux qui y ont accès. Le fossé de l'inégalité face à la médecine est ici extrême, mais que faire ? Continuer à se battre.

En fin de parcours il est possible de juger une vie. Chacun le fait à sa façon. Pour moi j'ai autant de motifs de fierté que de regrets.

D'abord ma fierté d'avoir participé à tant de progrès dans le diagnostic et le traitement de maladies très graves de l'enfant. Soigner ou aider un enfant fragile et sa famille est exaltant, et quand le succès est là, il vaut tout l'or du monde. D'avoir pu bâtir une équipe de médecins et de chercheurs formidables qui, pour la plupart, ont acquis une reconnaissance internationale est pour moi une grande fierté : c'est leur succès encore plus que les miens qui me portent. Je pense à ces mandarins d'antan qui écrasaient pour régner alors qu'il est tellement plus enrichissant de s'élever ensemble. D'avoir réuni au sein d'Imagine tous ceux qui, à Necker, partagent les mêmes objectifs centrés sur cette trilogie : soin, recherche et humanisme. Et d'avoir ainsi pu lier trois grands pans de la médecine : les soins pour soulager et même guérir nombre de patients atteints de maladies graves, la recherche pour mieux comprendre et progresser, et l'accompagnement de l'enfant et de sa famille qui, bien informés, participent plus aux décisions. Je suis également fier de ces passerelles que j'ai montées entre le monde universitaire et médical français et le Maroc.

Ma fierté, ce sont encore ces liens gardés avec de nombreux anciens patients qui me font savoir, parfois quarante ans après, qu'ils sont heureux d'avoir guéri grâce à moi. Ma fierté encore est d'avoir rencontré de nombreux et brillants médecins-chercheurs, des pionniers américains ou européens avec qui j'ai encore tant de plaisir à correspondre. Ces amitiés ont joué un grand rôle dans ma carrière car elles m'ont obligé à me surpasser. J'ai toujours bénéficié de ces échanges. La concurrence scientifique existe et elle peut être redoutable, mais pour ma part j'ai volontiers fait confiance, librement partagé mes idées, et j'en suis sorti souvent renforcé.

Et puis, il y a les regrets. Mes passages dans les ministères, à la mairie de Paris et à la direction de l'Inserm m'ont éclairé sur les processus de décision, facilité la réalisation de certaines actions, comme la prise en compte par le milieu hospitalier français du bien-être de la personne hospitalisée, ou la nécessité de marier recherche et soins ; mais le temps précieux que j'y ai consacré m'aurait sans doute permis d'aller plus loin dans mes propres activités de recherche et de soins. La dispersion est le défaut des esprits curieux.

Si c'était à refaire… j'éviterais la politique politicienne pour laquelle je ne suis pas fait, afin de me consacrer tout entier à ma passion : le combat pour l'enfant fragile et particulièrement l'enfant sans défenses.

REMERCIEMENTS

À mes maîtres qui m'ont appris l'essentiel pour me permettre d'apprendre aux autres plus jeunes ;

À tous ceux qui m'ont accompagné à l'hôpital, au laboratoire et dans les fondations ;

À Anne Durandy, Anne-Marie Prieur, Jean-Laurent Casanova, Stéphane Blanche, avec qui j'ai eu des échanges qui m'ont permis, sur certains sujets, de rassembler des souvenirs ;

Aux anciens patients « sans défenses » maintenant guéris, avec qui j'entretiens depuis plusieurs décennies des relations épistolaires ou par l'intermédiaire de Facebook, notamment avec Sonia et plusieurs familles dont un ou plusieurs enfants sont atteints de la maladie de Griscelli.

Cet ouvrage a été mis en page par IGS-CP (16)

Achevé d'imprimer en France en février 2021
par Normandie Roto Impression s.a.s.
61250 Lonrai
N° d'impression : 2100508

IMPRIM'VERT®

PEFC 10-31-2541 / Certifié PEFC / Ce produit est issu de forêts gérées durablement et de sources contrôlées. / pefc-france.org